中国医学临床百家

田 海/著

心脏肿瘤
田 海2016观点

CARDIAC TUMOR

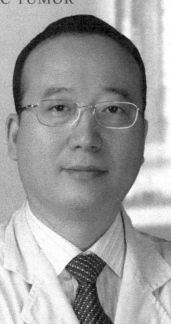

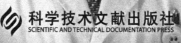
科学技术文献出版社
SCIENTIFIC AND TECHNICAL DOCUMENTATION PRESS

·北京·

图书在版编目（CIP）数据

心脏肿瘤田海2016观点/田海著. —北京：科学技术文献出版社，2017. 4
ISBN 978-7-5189-2309-0

Ⅰ. ①心… Ⅱ. ①田… Ⅲ. ①心脏病—肿瘤—诊疗 Ⅳ. ① R732.1

中国版本图书馆 CIP 数据核字（2017）第 010917 号

心脏肿瘤田海2016观点

策划编辑: 孔荣华 责任编辑: 巨娟梅 赵春月 责任校对：赵 瑗 责任出版：张志平

出 版 者	科学技术文献出版社	
地 址	北京市复兴路15号 邮编 100038	
编 务 部	（010）58882938，58882087（传真）	
发 行 部	（010）58882868，58882874（传真）	
邮 购 部	（010）58882873	
官 方 网 址	www.stdp.com.cn	
发 行 者	科学技术文献出版社发行 全国各地新华书店经销	
印 刷 者	虎彩印艺股份有限公司	
版 次	2017 年 4 月第 1 版 2017 年 4 月第 1 次印刷	
开 本	880×1230 1/32	
字 数	45千	
印 张	3.625	
书 号	ISBN 978-7-5189-2309-0	
定 价	58.00元	

序
Foreword

韩启德

　　欧洲文艺复兴后，以维萨利发表《人体构造》为标志，现代医学不断发展，特别是从 19 世纪末开始，随着科学技术成果大量应用于医学，现代医学发展日新月异，发生了根本性的变化。

　　在过去的一个世纪里，我国现代化进程加快，现代医学也急起直追。但由于启程晚，经济社会发展落后，在相当长的时期里，我国的现代医学远远落后于发达国家。记得 20 世纪 50 年代，我虽然生活在上海这个最发达的城市里，但是母亲做子宫切除术还要到全市最高级的医院才能完成；我患猩红热继发严重风湿性心包炎，只在最严重昏迷时用过一点青霉素。20世纪60~70年代，我从上海第一医学院毕业后到陕西农村基层工作，在很多时候还只能靠"一根针，一把草"治病。但是改革开放仅仅30多年，我国现代医学的发展水平已经接近发达国家。可以说，世界上所有先进的诊疗方法，中国的医师都能做，有的还做得更好。更为可喜的是，近年来我国医学界开始取得越来越多的原创性成果，在某些点上已经处于世界领先地位。中国医师已经不再盲从发达国家的疾病诊疗指南，而能根据我们自己的经验和发现，根据我国自己的实际情况制定临床标准和规范。我们越来越有自己的东西了。

要把我们"自己的东西"扩展开来，要获得越来越多"自己的东西"，就必须加强学术交流。我们一直非常重视与国外的学术交流，第一时间掌握国外学术动向，越来越多地参与国际学术会议，有了"自己的东西"也总是要在国外著名刊物去发表。但与此同时，我们更需要重视国内的学术交流，第一时间把自己的创新成果和可贵的经验传播给国内同行，不仅为加强学术互动，促进学术发展，更为学术成果的推广和应用，推动我国医学事业发展。

我国医学发展很不平衡，经济发达地区与落后地区之间差别巨大，先进医疗技术往往只有在大城市、大医院才能开展。在这种情况下，更需要采取有效方式，把现代医学的最新进展以及我国自己的研究成果和先进经验广泛传播开去。

基于以上考虑，科学技术文献出版社精心策划出版《中国医学临床百家》丛书。每本书涵盖一种或一类疾病，由该疾病领域领军专家撰写，重点介绍学术发展历史和最新研究进展，并提供具体临床实践指导。临床疾病上千种，丛书拟以每年百种以上规模持续出版，高时效性地整体展示我国临床研究和实践的最高水平，不能不说是一个重大和艰难的任务。

　　我浏览了丛书中已经完稿的几本书，感觉都写得很好，既全面阐述有关疾病的基本知识及其来龙去脉，又介绍疾病的最新进展，包括笔者本人及其团队的创新性观点和临床经验，学风严谨，内容深入浅出。相信每一本都保持这样质量的书定会受到医学界的欢迎，成为我国又一项成功的优秀出版工程。

　　《中国医学临床百家》丛书出版工程的启动，是我国现代医学百年进步的标志，也必将对我国临床医学发展起到积极的推动作用。衷心希望《中国医学临床百家》丛书的出版取得圆满成功！

　　是为序。

2016 年 5 月

作者简介

Author introduction

　　田海，主任医师、教授，医学博士、博士后，博士及硕士研究生导师，哈尔滨医科大学附属第二医院心外科党支部书记、心外科副主任兼心外科一病房副主任。黑龙江省领军人才梯队（胸心外科）后备带头人、黑龙江省心脏大血管移植医疗质量控制中心副主任、中华医学会胸心血管外科学分会青年委员会委员、中华医学会器官移植分会青年委员会委员、中国医师协会器官移植医师分会青年委员会委员、中国医师协会心血管外科医师分会瓣膜病专业委员会委员、黑龙江省医学会胸心血管外科学分会委员、黑龙江省医学科学院学术委员会委员;《中华胸心血管外科杂志》通讯编委、《中国胸心血管外科临床杂志》青年编委、《中华实验外科杂志》特约编辑、《现代生物医学进展杂志》编委、美国《胸心血管外科杂志》(JTCVS 中文版)特约翻译、《Cell Transplantation》审稿专家、《Angiogenesis》审稿专家《中华临床医师杂志(电子版)》特邀审稿专家、《心脏杂志》特约审稿专家、《心血管外科杂志(电子版)》审稿专家《中国科技论文在线》评审专家;国家自然科学基金、教育部高等学校博士学科点专项科研基金、教育部留学回国人员科研启动基金、黑龙江省、北京市、浙江省、河北省、吉林省、湖南省等多省市自然科学基金评审专家;国家科技奖励评审专家、第三届中华医学科技奖评委员会委员、高等学校科学研究优秀成果奖(科学技术)网络评审专家、黑龙江省科技奖励评审专家;黑龙江省卫生系列高级专业技术职务任职资格评审委员会学科评议组专家；全国住院医师规范化培训考试题库（心胸外科题库）编者，黑龙江省医疗责任保险纠纷鉴定委员会专家、哈尔滨市医学会医疗事故技术鉴定专家。

从事心血管外科临床教学工作近二十年，是哈尔滨医科大学附属第二医院心血管外科特诊专家，具有丰富的专业知识和熟练的外科技术，除心外科常见疾病的诊治外，主要从事瓣膜病、终末期心脏的诊治、心脏移植和人工心脏等临床工作。获得黑龙江省医疗新技术成果一等奖3项、二等奖1项、三等奖1项。发表教学论文4篇，主持教育类课题5项，2015年获得黑龙江省高等教育学会第二十一次优秀高等教育研究成果三等奖。

先后获得黑龙江省政府科技进步二等奖3项、三等奖2项，黑龙江省医药卫生科技进步一等奖4项，二等奖、三等奖各1项，哈尔滨市科技进步二等奖1项。发表文章77篇，其中SCI收录13篇，影响因子合计 62.21 分。以第一作者及通讯作者发表论文 46 篇，SCI 收录文章 8 篇，影响因子合计 42.43 分。多次在美国、加拿大、俄罗斯等国际学术会议进行大会发言和专题报告。主持国家自然科学基金、中国博士后科学基金及特别资助项目、教育部博士点基金及留学回国人员基金、黑龙江省国际合作项目及自然科学基金项目等科研课题 26 项，其中教育类课题 5 项，研究经费 300 余万元。作为主要参与人参加国家 863 计划、国家支撑计划项目、卫生行业科研专项、黑龙江省重点科技计划项目等科研课题 15 项。2007 年被授予"全国卫生系统青年岗位能手"称号，2010 年获得中华医学会胸心血管外科学分会"厄尔·巴肯"奖学金一等奖，2011 年获得第十三届"黑龙江省青年五四奖章"及第十届"黑龙江省青年科技奖"，2013 年获得第四届黑龙江省归国留学人员报国奖，2015 年获得"黑龙江省杰出青年科学基金"。

前言
Preface

　　心脏肿瘤虽然是一种发病率较低的疾病，但随着各种检测手段的进步，心脏肿瘤的检出率在逐年升高，使得心脏肿瘤的诊断和治疗获得越来越多关注。在以往的各种书籍中，心脏肿瘤从没有单独作为一个独立的专题，今天根据科学技术文献出版社的建议，我们将心脏肿瘤作为一个专题写成这本书，成为国内第一本心脏肿瘤的专题书籍，填补了心脏外科领域专业书籍的空白。《心脏肿瘤田海2016观点》这本书中，包含了从心脏肿瘤的流行病学资料到心脏肿瘤的病理特征，从心脏肿瘤的症状，到心脏肿瘤的诊断、治疗和预后等全方位内容，相信其完整、详细的心脏肿瘤方面的知识架构，必将使众多相关学科从业人员获益匪浅。

根据资料显示，我国距离国际前沿还存在一定的差距。任何一种疾病都不是孤立存在的，都是和人种构成、生活习惯、医疗保险制度、贫富差距等因素密切相关的，如果不考虑这些因素而只讨论疾病的发病率、诊断和治疗，是没办法进行横向比较的。但是从东西方医疗机构提供的数据来看，在基础方面，我国没有大规模的尸检报告，没有足够长时间的大宗病例分析，基础研究水平距西方较为遥远；但在临床应用方面，我国能紧跟其后，最先进的 PET/CT、PET/MRI 检查我国已比较广泛地应用到临床，机器人手术系统国内也有一定数量的单位能够开展。基础研究和临床应用方面，到底哪一方能走得更快、更远还未可知，但却能给我国相关从业人员一个深入思考的方向。

本书对心脏外科医师来说，不仅全面展现了心脏肿瘤的相关知识，还能使医师从中了解到世界最先进水平的进展。仅从原发性心脏恶性肿瘤来说，国内1年生存率仅有38%，最长生存时间几乎不超过3年，而国外1年生存率高达50%，最长生存时间可达13年。而且近年来，很多国内顶尖心脏中心最有价值的文章都是以英文发表在国外期刊上，使广大中层和地方性医疗中心更加难以跟上前进的脚步。希望本书能为这些医务工作者提供一个国际的视角，使他们了解国际范围内心脏肿瘤的发展方向。

本书对超声科医师以及磁共振科医师来说也有一定的帮助。心脏肿瘤的鉴别尤其是心脏假瘤内容的阐述，对一线超声科医师有一定的辅助作用。磁共振这种无创、成像清晰、不良反应较少的检测手段，正在飞速发展。且由于技术的进步，成本的逐年下降，磁共振必将得到普及，得以更多的应用，其在心脏肿瘤中的应用会有更光明的前景。希望通过此书，能使从事这些物理检查的医务人员对心脏肿瘤影像认识更加深入，进一步提高心脏肿瘤的检出率，能尽早辨别良恶性肿瘤，从而指导进一步的治疗。

在完成本书的过程中，得到了多位良师益友的帮助，在此致以诚挚谢意，没有你们的鼎力相助，此书必难完成。最后，此书中很多观点仅为一家之见，仓促之中，疏漏在所难免，欢迎各位同道给予批评指导，热烈盼望能和更多的同道进行交流。

目 录

心脏肿瘤的流行病学 / 001

　　1. 心脏肿瘤尚缺乏世界公认的发病率统计数据 / 001

　　2. 原发性心脏肿瘤类型构成比已有统一结论 / 003

　　3. 心脏黏液瘤的好发部位及特点 / 004

　　4. 心脏乳头样弹性纤维瘤的好发部位及特点 / 006

　　5. 原发性心脏恶性肿瘤发病率逐年上升 / 007

　　6. 儿童原发性心脏肿瘤的好发年龄和疾病构成有异于
　　　成人 / 008

　　7. 心脏转移性肿瘤的发病率明显增加 / 010

　　8. 心脏转移性肿瘤可出现在心脏的任何部位 / 013

　　9. 我国儿童心脏转移性肿瘤情况受儿童原发性恶性肿瘤治
　　　疗水平的影响 / 014

心脏肿瘤的组织学类型 / 015

　　10. WHO（2015）心脏肿瘤组织学分类 / 015

11. 心脏黏液瘤是原发性心脏良性肿瘤中最常见的组织
类型 / 017

12. 黏液瘤的分类和复发概率密切相关 / 020

13. 心脏乳头样弹性纤维瘤来源未知，具有显著的病理学
特征 / 022

14. 心脏横纹肌瘤是婴幼儿中最常见的原发性良性心脏
肿瘤 / 024

心脏肿瘤的症状 / 031

15. 心脏内血流阻塞是导致急性症状发生的最常见
原因 / 033

16. 心脏肿瘤可能是引起栓塞的一个潜在因素 / 035

17. 心律失常是造成心脏肿瘤患者急性发病和猝死的常见
原因 / 037

18. 心脏肿瘤的症状多样且不典型，易造成诊断延迟、误
诊或漏诊 / 039

19. 心包积液和心脏压塞症状与心脏恶性肿瘤密切
相关 / 040

心脏肿瘤的诊断和鉴别诊断 / 042

20. 超声心动图可作为诊断心脏肿瘤的首选影像学检查
方法 / 042

21. 多种原发性心脏肿瘤的超声心动图表现 / 044

22. 经食道超声心动图检查在心脏肿瘤的诊断中很多方面
优于经胸超声心动图检查 / 047

23. 造影超声心动图技术近年来蓬勃发展，是未来发展的
方向之一 / 049

24. 心脏假瘤真假难辨 / 051

25. 心脏 CT 检查是诊断心脏肿瘤的二线选择 / 055

26. PET/CT 是恶性肿瘤或疑似恶性肿瘤不可或缺的检查
方式 / 057

27. 心脏 MRI 是检测心脏肿瘤最准确的检查方式，其优缺
点共存 / 059

心脏良性肿瘤的治疗 / 066

28. 心脏黏液瘤外科切除是唯一有效的治疗方法 / 066

29. 微创切除是未来心脏黏液瘤手术的发展方向 / 071

30. 心脏黏液瘤手术成功率高，复发主要和肿瘤本身性质
有关 / 073

31. 右心无症状的乳头样弹性纤维瘤外科治疗仍存在
争议 / 076

32. 横纹肌瘤治疗复杂，预后较差 / 077

33. 纤维瘤是儿童中第二常见的心脏良性肿瘤 / 079

原发性心脏恶性肿瘤的治疗 / 080

34. 右心肉瘤仍有可能完全切除 / 080

35. 左心肉瘤可行原位自体心脏移植术 / 083

36. 肺动脉肉瘤是术后效果最好的原发性心脏恶性
肿瘤 / 086

37. 原发性心脏恶性肿瘤的预后逐年改善 / 088

心脏转移性肿瘤的治疗 / 090

38. 对于心脏转移性肿瘤，外科手术仅能缓解症状 / 090

39. 由下腔静脉延伸过来的右心房肿物需要多种外科联
合治疗 / 091

出版者后记 / 095

心脏肿瘤的流行病学

1. 心脏肿瘤尚缺乏世界公认的发病率统计数据

心脏肿瘤是一类发病率较低的疾病。心脏是维持人体存活最重要的脏器之一，即使是良性心脏肿瘤依然可以导致严重的后果，因此心脏肿瘤仍需要临床医师给予足够的关注。

心脏肿瘤可分为原发性心脏肿瘤和转移性心脏肿瘤两大类，一般意义上的心脏肿瘤多指原发性心脏肿瘤。原发性心脏肿瘤是一种相对罕见的疾病，国外尸检报告显示，原发性心脏肿瘤检出率是0.0017% ～ 0.1900%，推测发病率为 0.001% ～ 0.030%，在 30 ～ 60 岁人群中发病率为每年 50/10 万。由于尸检并不能在绝大多数国家普遍进行，原发性心脏肿瘤的发病率较低，且世界卫生组织和各国的肿瘤统计数据都未将原发性心脏肿瘤列入，所以目前并没有得到全世界公认的发病率统计数据。国际上关于原发性心脏肿瘤的发病率实际上是各地按照不同时间段统计相关病例，并根据这些病例算出的心脏肿瘤各种类型的分布比例、各自的性别比例和年龄分布，而没有考虑其他流行病学因素，例如地理位置、不同人种分布、收入状况、饮食结构等。

意大利的一篇文献报道了从 1998 年 1 月到 2011 年12 月得到的数据，由这些数据算出原发性心脏肿瘤的群体发病率为每年 1.38/10 万，其中良性心脏肿瘤的群体发病率为每年 1.24/10 万，良性心脏肿瘤中发病率最高的心脏黏液瘤群体发病率为每年 0.68/10 万。这是目前为止唯一的一篇关于原发性心脏肿瘤群体发病率的文献报道。除此之外，现有的资料都是通过大规模的尸检结果来推测心脏肿瘤的发病率。

2. 原发性心脏肿瘤类型构成比已有统一结论

原发性心脏肿瘤的组织类型、性别和好发年龄分布比例已经有统一的结论。原发性心脏肿瘤以良性肿瘤为主，约占到原发性心脏肿瘤的75%，良性肿瘤中最常见的组织类型是黏液瘤，可占良性肿瘤的75%～95%；恶性肿瘤约占25%，组织类型以肉瘤为主，在各种肉瘤中发病率最高的是血管肉瘤。在性别分布中，原发性心脏肿瘤中女性患者居多，主要由于心脏黏液瘤表现为女性好发，从而影响到整体的性别比例。原发性心脏肿瘤好发年龄据文献报道是30～60岁。我们对部分国家及地区跨多年度心脏肿瘤大宗病例进行了统计（表1），结果与国际分布比例基本一致。

表1 不同国家及地区大宗病例分析结果

	总例数	女性例数	好发年龄（岁）	良性例数	心脏黏液瘤例数	恶性肿瘤比例（%）	肉瘤例数
中国长沙[a]	186	110	41～50	178	171	4.3	7
中国重庆[b]	169	90	45.2±18.2	164	144	2.9	2

续表

	总例数	女性例数	好发年龄（岁）	良性例数	心脏黏液瘤例数	恶性肿瘤比例（%）	肉瘤例数
日本东京	1317	/	/	1086	1023	8.6	72
巴西圣保罗	185	119	48±20	174	135	5.9	11
奥地利维也纳	113	71	59.9±16.8	102	78	8.6	10

注：a：中南大学湘雅医院资料；b：第三军医大学新桥医院资料。表中均为临床数据，因为部分恶性肿瘤患者发现时就已经是肿瘤晚期，丧失手术机会，甚至当患者死亡时仍未能进行确定诊断，所以有很多原发性心脏恶性肿瘤患者都在临床统计中流失了。

表1中的恶性肿瘤比例均低于国际数据中的比例，应认清国际上的数据以尸检结果数据为主。从这个表格中还可以发现，这些国家和地区恶性肿瘤所占比例各不相同，其中奥地利维也纳恶性肿瘤占8.6%，日本东京占8.6%，巴西圣保罗占5.9%，中国长沙占4.3%，中国重庆占2.9%；此外好发年龄也大体按照此顺序逐渐下降。这种现象应该和所在地的医疗制度及普遍医疗水平有关。

3. 心脏黏液瘤的好发部位及特点

原发性心脏肿瘤可出现在任何一个心腔，但好发部位却各不相同。原发性心脏肿瘤中发病率最高的组织类型是黏液瘤，心脏黏液瘤最常出现在左心房的房间隔卵圆窝附近。中国医学科学院阜外医院统计了从2007年1月到2012年12月心脏黏液瘤患者临床资料。统计数据显示，在单个瘤体的患者中，有90.14%患者为左心房黏液瘤，7.89%为右心房黏液瘤，0.85%为右心室黏液瘤，0.56%为左心室黏液瘤，0.56%为二尖瓣黏液瘤。如果按照心脏黏液瘤的位置进行划分，左、右心房黏液瘤最常见的附着部位都是房间隔，左心房黏液瘤易于附着在二尖瓣环附近甚至是二尖瓣环上，右心房黏液瘤易于附着在腔静脉附近；左心房黏液瘤和右心房黏液瘤在年龄上没有差别，在性别构成上却有明显的差别，左心房黏液瘤的男女比例为2:5，而右心房黏液瘤的男女比例为4:3；右心房黏液瘤在形态上和左心房黏液瘤也有很大的区别，右心房黏液瘤比左心房黏液瘤有相对较宽大的基底部连接，而且更易钙化。双房心脏黏液瘤可能是房间隔内肿瘤向两侧生长而形成的。心室黏液瘤好发于女性和儿童，可以是单发也可以是多发。典型的右心室黏液瘤起自游离壁，而左心室黏液瘤倾向于起自后乳头肌的近端。

4. 心脏乳头样弹性纤维瘤的好发部位及特点

在原发性心脏肿瘤中，心脏乳头样弹性纤维瘤是发病率第二的类型，可占到整个原发性心脏肿瘤的10%，该肿瘤是瓣膜上最常见的原发性肿瘤，约占心脏瓣膜肿瘤的90%。心脏乳头样弹性纤维瘤可出现在心内膜的任何部位，最常发生在左心系统的瓣膜上，最常累及无冠瓣。心脏乳头样弹性纤维瘤可单发也可多发，以单发为主，多发肿瘤可生长在同一部位或不同部位独立生长。Kumar等报道137例多发性心脏乳头样弹性纤维瘤，其中40例患者为双心室生长。心脏乳头样弹性纤维瘤的性别比例基本相同，偶有发现男性发病率略高，其好发年龄在60岁左右。美国相关文献报道不同人种之间发病率的差异，白种人占比较大的发病率比例。由于调查研究没有世界范围内的数据综合比较，只能从各个国家的文献报道中获得不同人种发病率差异。其余类型原发性心脏肿瘤发病率更低，相关的大宗病例统计报道更加稀少。

5. 原发性心脏恶性肿瘤发病率逐年上升

原发性心脏恶性肿瘤在原发性心脏肿瘤中仅占很少的一部分，但由于其恶性程度高，常在晚期甚至在尸检中才得以诊断，预后极差，所以近年来开始受到广泛关注。近年来最大规模的病例统计分析报告是来自美国克利夫兰的一篇论文。这篇论文统计了从1973年到2011年18个注册肿瘤中心共7 384 580例癌症患者数据，其中原发性心脏恶性肿瘤有551例（0.008%），从而推算出原发性心脏恶性肿瘤的发病率是34/1亿人。通过统计发现原发性心脏恶性肿瘤发病率随时间进展逐渐增加，1973—1989年发病率是25.1/1亿人，1990—1999年发病率是30.2/1亿人，2000—2011年发病率是46.6/1亿人。在这三个阶段中，淋巴瘤（2.8/1亿人、10.3/1亿人、15.8/1亿人）和肉瘤（16.8/1亿人、17.1/1亿人、29.2/1亿人）发病率逐年增高，而间皮瘤（5.5/1亿人、2.8/1亿人、1.5/1亿人）的发病率逐年降低。原发性心脏恶性肿瘤男性的发病率要高于女性，分别为38.2/1亿人和30.0/1亿人。绝大多数的患者是白种人女性，年龄中位数为50岁。第一常见的组织类型是肉瘤（$n=357$，64.8%），第二是淋巴瘤（$n=150$，27%），第三为间皮瘤（$n=44$，8%）。在诊断为原发性心脏恶性肿瘤的551例患者中，有27例为儿童患者（4.9%），其中19例肉瘤，7例淋巴瘤，1例间皮瘤。通过研究发现，在心脏和心外组织中相同组织类型的肿瘤在不同种族中发病率存在不同；心脏淋巴瘤和肉瘤更多出现在少数民族族群，间皮瘤在黑种人中更常见。

这篇文献基本上反映了原发性心脏恶性肿瘤当前的流行病学趋势。随着各种检测技术的进步，原发性心脏恶性肿瘤发病率逐年升高，这种升高趋势可能更大程度上反映了原发性心脏恶性肿瘤检出率的升高，并不一定能真正代表其发病率的升高。

6. 儿童原发性心脏肿瘤的好发年龄和疾病构成有异于成人

心脏肿瘤在儿童中发病率很低，其中原发性心脏肿瘤超过90%都是良性肿瘤。儿童原发性心脏肿瘤早期在儿童尸检检出率是0.027%～0.080%，近年来检出率有所上升。目前根据儿童尸检结果显示儿童群体中发病率为0.0017%～0.2800%。随着科技的进步，尤其是胎儿三维心脏彩超技术的进步，心脏肿瘤在胎儿期间就可以检测出来。根据多中心胎儿心脏超声检测结果统计，在胎儿期间原发性心脏肿瘤的检出率是 0.14%。

儿童原发性心脏肿瘤中最常见的组织类型是横纹肌瘤和纤维瘤，可占到整体 80%；在胎儿时期最常见的组织类型是横纹肌瘤和畸胎瘤，可占到胎儿原发性心脏肿瘤的 70% 以上。大多数心脏横纹肌瘤与 1/3 以上的心脏纤维瘤患儿在 1 岁前可得以确诊。心脏黏液瘤在儿童中发病率不高，在婴幼儿中更是十分罕见。横纹肌瘤是婴儿和儿童期间最常见的组织类型，在原发性心脏肿瘤中的比例超过 60%，可以单发或多发，最常位于心室肌内或心室腔内，其次是位于房室环，而在心房内、心房静脉连接处和心外膜则非常少见。心脏纤维瘤是发病率第二的儿童原发性心脏肿瘤。绝大多数心脏纤维瘤都在出生后 1 年内被发现，常为单发性肿瘤，经常累及左心室间隔或左心室游离壁，较少累及右心室游离壁或心房。

关于儿童原发性心脏恶性肿瘤，美国迈阿密米勒医学院统计了 1973—2008 年 25 例年龄 < 20 岁患有原发性心脏恶性肿瘤的患者，经年龄调整后推算美国人

发病率为 0.0068/10 万。在诊断时，患者年龄的中位数是 10 岁，绝大多数患者是青春期（n=13，52%）、白种人（n=17，68%）、男性（n=14，56%）。儿童最常见的原发性恶性心脏肿瘤是肉瘤，约占 75%，原发性心脏淋巴瘤则极度罕见。在儿童原发性心脏肉瘤中最常见的组织类型依次为未分化肉瘤、血管肉瘤和横纹肌肉瘤。不同心脏中心关于儿童最常见的发病组织类型基本一致，但发病率第二和第三的组织类型就有较大的不同了。相对大宗病例报道显示最常见的组织类型是软组织肉瘤，其次是非霍奇金淋巴瘤和恶性畸胎瘤，不同中心最主要的差异集中在淋巴瘤的发病率上。大多数肉瘤为单发肿瘤，可出现在心脏的任何地方，最常出现在左心房。随着胎儿产前检查和婴幼儿定期体检的普及，胎儿原发性心脏肿瘤的检出率应有所提升，但新生儿和婴幼儿原发性心脏肿瘤发病率是否随之升高并不确定。可以预见，儿童原发性心脏肿瘤的发病率还会继续攀升，但不同地区会表现出较大的差异。

7. 心脏转移性肿瘤的发病率明显增加

心脏转移性肿瘤的发病率要远远超过原发性心脏

肿瘤，据推算心脏转移性肿瘤的发病率在原发性心脏肿瘤的30倍以上。从理论上来说任何非心源性恶性肿瘤都有可能转移到心脏。在整个心脏肿瘤的发病率中，原发性心脏肿瘤仅占心脏肿瘤发病率的5%，而转移性心脏肿瘤占95%。对肿瘤患者进行尸检发现，10%以上都有心脏转移。根据大规模尸检研究报道，心脏转移性肿瘤在恶性肿瘤患者中发病率为1.7%～14.0%，在一般人群中发病率是0.7%～3.5%。与之对比的是，原发性心脏恶性肿瘤发病率为0.001%～0.280%。心脏转移性肿瘤中只有间皮瘤在男性和女性之间发病率不同，男性是57.3%，女性是30%，其他转移性肿瘤在男性和女性中发病率基本相同。心脏转移性肿瘤发病率并没有明显的年龄差异，和原发病患病时间没有明显的相关性。心脏转移性肿瘤的发病率并不是相对稳定的数值，其表现出一定的上升趋势，所以心脏转移性肿瘤的诊治应受到更多的关注。

我国心脏转移性肿瘤的相关资料极度缺乏，国内近年来几乎没有相关文献报道，其原因主要是晚期恶性肿瘤患者同意死亡后进行尸检的比例极低，很大一部分恶性肿瘤患者进展到晚期时，直接放弃治疗，因而无法统计心脏转移性肿瘤相关数据。第三军医大学新桥医院报道的181例接受心脏肿瘤手术治疗的患者中，转移性肿瘤患者仅有12例，占6.6%，和国外报道的发病率有着较大的差异。相信随着我国对终末期恶性肿瘤治疗水平的进步，我国心脏转移性肿瘤的发病率也将进一步降低。

曾有意大利学者进行大规模病例尸检报道，在18 751例在医院逝世的患者中，有1个或1个以上恶性肿瘤的患者是7 289例，其中有心脏转移性肿瘤的患者为662例（占总人数的9.1%）。研究显示，心脏转移性肿瘤常见的来源首先为肺癌（39.2%），其次是乳腺癌（10.0%），再次是间皮瘤（9.4%）、淋巴瘤和白血病（10.0%）。研究结果显示，间皮瘤、黑色素瘤和肺癌具有更高的可能性转移到心脏。另有文献报道，心脏转移性肿瘤最常见的组织类型依次为肉瘤、黑色素瘤、胃肠道系统肿瘤。心脏转移性肿瘤的组织来源应该和统计病例所在医学中心收治的恶性肿瘤类型有关，不同比例构成的非心源性原发恶性肿瘤类型也会导致心脏转移性肿瘤发生率的改变，目前没有一个世界范围内统计资料，使得心脏转移性肿瘤最常见的组织来源并没有一个确定结论。非心源性恶性肿瘤转移到心脏有 4 个途径：直接浸润、血行转移、淋巴转移和腔内延伸。在这 4 个途径中血行转移是最常见转移的途径，所以血行转移早、发病率相对较高的肿瘤类型更容易转移到心脏。

8. 心脏转移性肿瘤可出现在心脏的任何部位

心脏转移性肿瘤可出现在心脏的任何部位，但心脏各腔室出现的概率并不一致。有研究表明，心脏转移性肿瘤在心脏的分布为：右心室 44%，右心房 19%，左心室 28%，左心房 9%，心包 25%。有 22% 的患者转移瘤侵及多个心腔。从转移途径来说，血行转移和淋巴转移是最常见的恶性肿瘤转移至心脏的方式，所以转移至心脏的恶性肿瘤最常出现在右心，直接浸润转移的肿瘤更容易出现在心包。心脏转移性肿瘤绝大多数都是由心外组织恶性肿瘤转移至心脏，但部分良性肿瘤也可以通过腔内延伸途径，经由血管腔转移到心脏，例如平滑肌瘤病。这部分肿瘤几乎都出现在右心系统，其中绝大多数都是沿下腔静脉转移到右心房。绝大多数心脏转移性肿瘤有 1 个或 1 个以上其他器官转移，其中伴发最多的是肺脏转移。

9. 我国儿童心脏转移性肿瘤情况受儿童原发性恶性肿瘤治疗水平的影响

儿童心脏转移性肿瘤方面，转移性肿瘤的发病率是原发性心脏肿瘤的 10 ～ 20 倍，要低于成人转移性肿瘤和原发性肿瘤的比例。儿童转移性肿瘤多通过直接浸润和血行转移途径转移到心脏，主要转移性肿瘤组织类型有肉瘤、淋巴瘤、睾丸癌和肾母细胞瘤。儿童转移性肿瘤最常位于右心房，主要是通过血行转移途径沿上腔静脉转移到心脏，或者是肺组织肿瘤直接浸润到心脏。我国儿童心脏转移性肿瘤情况受儿童原发性恶性肿瘤治疗水平的影响，很多时候还没有转移到心脏，患儿就因肿瘤恶化而死亡。且能同意对死亡患儿进行尸检的患儿家属比例极低，造成我国的儿童心脏转移性肿瘤具体情况无法统计。但随着儿童恶性肿瘤治疗水平的提升，儿童心脏转移性肿瘤检出率一定会有较高提升。

心脏肿瘤的组织学类型

10. WHO（2015）心脏肿瘤组织学分类

按照 WHO 2015 年发布的心脏肿瘤组织分类，广义的心脏肿瘤按照位置可分为心脏肿瘤和心包肿瘤，心脏肿瘤按照组织学类型可分为良性肿瘤和瘤样病变、生物学行为未明性肿瘤、生殖细胞肿瘤、恶性肿瘤四个分类，下面分别列举各个分类中的肿瘤组织类型。

心脏良性肿瘤和瘤样病变中组织类型有横纹肌瘤、成人型富于细胞性横纹肌瘤、心黏液瘤、心脏乳头样弹性纤维瘤、血管瘤（非特指型）、心纤维瘤、脂肪瘤、房室结囊性肿瘤、颗粒细胞瘤和神经鞘瘤；其中横纹肌瘤又可以分为组织细胞样心肌病和成熟心肌细胞错构瘤两种组织类型；血管瘤又可以分为毛细血管瘤和海绵状血管瘤两种组织类型。

心脏生物学行为未明性肿瘤主要有炎性肌纤维母细胞瘤和副神经节瘤两种组织类型。

心脏生殖细胞肿瘤中畸胎瘤（成熟型）是良性肿瘤，畸胎瘤（未成熟型）和卵黄囊瘤是恶性肿瘤。

心脏恶性肿瘤的组织类型有血管肉瘤、未分化多形性肉瘤、骨肉瘤、黏液纤维肉瘤、平滑肌肉瘤、横纹肌肉瘤、滑膜肉瘤、混杂性肉瘤、心脏淋巴瘤和转移瘤。

心包肿瘤中并没有真正意义上的良性肿瘤，生物学行为未明性肿瘤只有孤立性纤维性肿瘤，生殖细胞肿瘤类型包括畸胎瘤（成熟型）、畸胎瘤（未成熟型）和混杂性生殖细胞肿瘤，其余肿瘤组织类型都是恶性肿瘤，具体的组织类型有血管肉瘤、滑膜肉瘤、恶性间皮瘤。

11. 心脏黏液瘤是原发性心脏良性肿瘤中最常见的组织类型

黏液瘤是心脏原发性肿瘤中最常见的良性肿瘤组织类型，而心脏黏液瘤的组织学起源如今还没有一个公认的结论，曾经认为心脏黏液瘤是起自心内膜的血栓，也有报道称心脏黏液瘤的发生与感染单纯疱疹病毒1型有关。通过对心脏黏液瘤的超微结构分析和免疫组化分析，大多数研究者都认为心脏黏液瘤起自心内膜下多向分化潜能细胞，这些细胞可能是胚胎发育时残留的细胞，在出生后再次发育而成。心脏黏液瘤的形成和染色体的单克隆异常有关，现有研究表明与心脏黏液瘤形成密切相关的染色体有2号、12号和17号染色体，染色体1q32异常、Y染色体的缺失，染色体13号、15号端粒联合也在心脏黏液瘤的形成中起一定作用。除此之外，医源性损伤例如房间隔缺损修补术和经皮房间隔穿孔二尖瓣球囊扩张术后可导致心脏黏液瘤的发生。

心脏黏液瘤大体形态上约2/3是圆形或卵圆形，外表光滑或分叶，大多数是息肉状、致密的、有蒂的、可活动的且不容易自发性碎裂。其活动度依赖于蒂的长度、附着于心脏的面积大小和肿瘤含胶原的多少。多数蒂是短的并且是广基的，没有蒂的心脏黏液瘤比较少见。心脏黏液瘤呈白色、黄色或棕色，表面经常覆盖血栓，在切面中可见到局部出血、囊性变或坏死。心脏黏液瘤生长速度很快，但生长速率变化很大，偶尔可以自发停止生长。其平均最长径为5cm，但有报道最长径可以长达15cm甚至更大。其重量一般为8～175g，平均50～60g。心脏黏液瘤细胞以单个或成簇状排列，在大量黏液样基质中分散或呈闭索状分布，大小不一，形态多样。肿瘤表面细胞为单层扁平或立方上皮样细胞，肿瘤内部细胞大多呈星状，也有梭形、圆形或不规则形细胞，胞核多为单核也可呈多核巨细胞。心脏黏液瘤基底部含有一个大的动脉和静脉，与心内膜相连，但延伸深度超过心内膜组织的并不常见。曾有病例报道，在冠状动脉造影中发现瘤体有一个大的滋养血管，开始怀疑为恶性血管内皮瘤，但组织学证明是典型的良性黏液瘤。

在经典的黏液瘤结构之外还有一类在心脏黏液瘤内部发育良好的腺体结构，可以被称作腺体黏液瘤。肿瘤由良好的腺体结构和典型的黏液瘤组织构成。在这种心脏黏液瘤的腺体结构中没有核异型、有丝分裂或坏死。腺体衬细胞有一些免疫组化指标呈强阳性，其中有角蛋白、上皮膜抗原、CAM5.2 和角蛋白 7；也有一些器官特异的标志物为阴性，其中有甲状腺转录因子 1、视网膜蛋白、雌激素受体、孕激素受体、巨囊性病流体蛋白、前列腺特异性抗原、前列腺特异性酸性磷酸酶、角蛋白 20 和尾型同源异型转录因子 2。这种黏液瘤一定要和转移性腺癌相鉴别，结合组织病理学特征和免疫组化可提高诊断的准确率。

　　心脏黏液瘤组织中可同时存在典型的黏液瘤组织和非典型细胞组织，这种良恶性细胞掺杂可导致肿瘤易于复发后恶变。这种类型仅有少量病例报道，国内也有一些类似的情况，但没有详细的病理检验结果。在少量病例报道中，最经典的是 Kusumia 等报道了 1 例黏液瘤病例，术后病理肉眼可见肿瘤顶端为半透明胶冻样，而基底部则为实性肿块；在显微镜下检查同样表现顶端和基底部的差异，顶端为星形小圆细胞散在于基质中，细胞核椭圆，胞质呈嗜酸性，核分裂象较少见，而基底部细胞成分明显增加，肿瘤细胞呈杂乱的涡旋状分布，核分裂象常见（10/10 高倍视野）；在免疫组化检测方面，α-平滑肌肌动蛋白（α-SMA）、ACTin、CD34、Ki-67从肿瘤顶端向基底部呈渐进性阳性比例增加趋势。相信这种类型的黏液瘤在我国也有发生，需要外科医师有更完善和细致的研究。

12. 黏液瘤的分类和复发概率密切相关

黏液瘤有几种分类方法。开始时分类主要根据病理组织特性进行分类，随着对不同种类黏液瘤不断的分析和探索，现在的分类主要是为了评估肿瘤复发概率的大小，以便于制定相关的治疗及随访策略。

黏液瘤早期分类是分成单纯或散发的黏液瘤和复杂黏液瘤两类，前者占绝大多数，多为单发，多见于典型部位（即左心房内房间隔上与卵圆窝相应的部位），手术切除后一般不复发；后者包括黏液瘤综合征、家族性黏液瘤和多中心发生的黏液瘤，这三个部分又有相互交叉，患者一般比较年轻，生长部位常不典型，临床表现复杂，进展迅速。由于复杂黏液瘤中的三个类型相互交织，有很多学者直接将黏液瘤分类为散发性和家族性黏液瘤两大类。在家族性黏液瘤中，有两类黏液瘤只是全身综合征中的一部分，一个是黏液瘤综合征（Myxoma syndrome），除心脏黏液瘤以外还需同时满足至少以下条件中的两点：①皮肤黏液瘤、皮肤斑点色素沉着（包括雀斑和某些痣）、乳房黏液纤维腺瘤、垂体腺瘤、原发性着色结节性肾上腺皮质瘤同时合并 Cushing 综合征、睾丸肿瘤（特别是巨大细胞钙化性 sertoli 细胞瘤）；②卡尼综合征（Carney's），遗传特点为与 X 染色体关联的常染色体显性遗传，临床表现包括皮质醇增多症、皮肤色素痣和心脏黏液瘤。也有学者认为卡尼综合征仅是黏液瘤综合征的一个亚群，但两者遗传方式有所不同，所以这两类之间的关系还有一定的争论。家族性黏液瘤复发概率远超散发性黏液瘤，散发性黏液瘤的复发率为 1% ~ 4%，家族性复杂黏液瘤的复发率高达 22%。

家族性黏液瘤的相关研究提示，这种类型的黏液瘤常具有不同表现型的常染色体显性遗传或 X 染色体连锁的显性遗传。有研究表明家族性黏液瘤都存在染色体异常，而非家族性散发性黏液瘤患者中仅有 20% 有此改变。家族性黏液瘤和非家族性黏液瘤在基因上的主要区别已经被确定，*PRKAR1A* 基因以杂合子的形态多见于家族性黏液瘤，尤其是卡尼综合征绝大多数有此基因异常。*PRKAR1A* 基因是一种抑癌基因，位于 17q22-24，其杂合突变或者杂合缺失是导致肿瘤形成的主要因素。美国梅奥诊所的一项研究表明，所有的卡尼综合征都显示免疫组化分析缺乏 *PRKAR1A* 抗原性，而在散发病例中仅有 32% 的患者有同样的反应。虽然此基因已经确定，但仍有新的位点被发现，但多为单中心、小规模统计，都没有 *PRKAR1A* 基因这样得到广泛的认可。

13. 心脏乳头样弹性纤维瘤来源未知，具有显著的病理学特征

心脏乳头样弹性纤维瘤也被称为弹力纤维乳头状瘤、心瓣膜乳头状瘤、弹力纤维错构瘤或巨大 Lambl 瘤，是一种原发性心脏良性肿瘤。关于心脏乳头样弹性纤维瘤的来源至今仍没有公认的结论。其中有几种关于组织来源假说，每一个都有各自不同的论据支持，但都没能得到大范围的认可。有一派观点认为心脏乳头样弹性纤维瘤从来源上可分为两个大类：一类为先天性，极少见；另一类为获得性，较多见。先天性的心脏乳头样弹性纤维瘤被认为是真性肿瘤，有先天性乳头

状纤维弹性组织瘤为证据支持。或被认为是错构瘤，其假说也有肿瘤内微型腱索等证据支持。获得性心脏乳头样弹性纤维瘤被认为是机化血栓和心内膜对损伤的一种特殊反应，反复性血流动力学损伤促成肿瘤的发生，故认为本病是继发于病变组织长期劳累性磨损（引起的轻微心内膜损伤），在组织变性改变的基础上，纤维沉积伴有继发性附壁血栓机化所形成的真性肿瘤。其中有机化血栓假说通过肿瘤内的成分得以支持。有证据表明医源性因素可导致肿瘤发生，如胸部放疗、心脏切开手术等可促进肿瘤组织生成，从侧面支持了心内膜损伤假说。

心脏乳头样弹性纤维瘤有显著的病理学特征。心脏乳头样弹性纤维瘤自瓣膜或房室内膜壁发生，肿瘤可呈广基或带有细短蒂附于瓣膜或心内膜表面，肿瘤多呈乳白色，表面呈绒毛状或菜花样，多具有特征性的"海葵样"外观，也可表现为"菜花样"或"绒毛状"外观。肿瘤质地柔软，多为单个，也可为多发，直径2～50mm，大多数＜10mm。光镜下肿瘤形态为细乳头状的分支结构，乳头表面被覆增生心内膜细胞，乳头轴心由致密结缔组织、弹力纤维、平滑肌细胞及黏多糖基质组成，其中以弹力纤维为主。免疫组织化学特征，肿瘤表层细胞与深层蛋白表达不一致，主要表达 CD34、vimentin、CD31、第Ⅷ因子相关蛋白及 S-100等。弹力纤维染色可清晰地显示肿瘤的乳头中心有较多的弹力纤维，乳头内的弹性纤维组织平行排列。因此如怀疑是心脏乳头样弹性纤维瘤，应加做弹力纤维染色。

14. 心脏横纹肌瘤是婴幼儿中最常见的原发性良性心脏肿瘤

　　心脏横纹肌瘤是婴幼儿中最常见的原发性良性心脏肿瘤。大体表现为与周围心肌分界较清楚的肿物，但肿瘤无包膜，镜下组织学形态独特，多由形态不规则并且肿胀的心肌细胞构成，胞质空泡状或嗜酸，部分细胞核连同细胞质团块被悬挂在细胞中央，多条细胞质桥丝呈放射状由细胞中央延伸至细胞膜，似蜘蛛样，形成特征性的"蜘蛛细胞"。肿瘤细胞无有丝分裂，少见钙化和纤维化。

　　横纹肌瘤是一种能够自然退化的良性肿瘤，肿瘤本身导致患儿死亡的可能性极低。韩国最近的一项研究表明，患儿横纹肌瘤随访存活率 100%，其中肿瘤自发性退缩占 47.1%，但在其中检测到结节性硬化症异常基因有 52.9%。这说明横纹肌瘤患者中结节性硬化症发病率很高。有研究证明结节性硬化症约占多发肿瘤患儿的 95% 及单发的 30%。结节性硬化症患儿中心脏横纹肌瘤的发生率为 40%～80%，年龄越小，发生率越高。

结节性硬化症又称结节性脑硬化，该病由 Bourneville 于 1880 年首先报道并命名，其发病率约为 1/10 万，在新生儿中的发病率为 1/1 万。其病因是神经元异常迁移、细胞异常分化、增殖，导致广泛地组织发育异常、结缔组织成分异位增生（多发性错构瘤）改变，其具有常染色体显性遗传但外显率不完全的特点，致病基因定位于染色体 9q34。参照 1998 年全美 TSC 协会修订结节性硬化症相关诊断标准，主要征象包括：①面部存在血管纤维瘤；②由其他因素诱发指甲周纤维瘤；③ 3 块以上色素脱失斑；④局部皮肤呈鲨鱼皮样；⑤脑皮质结节；⑥淋巴平滑肌瘤病；⑦室管膜下结节；⑧室管膜下存在巨细胞星形细胞瘤；⑨眼底视网膜错构瘤；⑩心脏横纹肌瘤。次要特征包括：①多囊肾；②眼底色素脱失斑；③牙龈纤维瘤；④非肾性错构瘤；⑤咖啡牛奶斑；⑥错构性直肠息肉；⑦骨囊肿；⑧脑白质放射状移行线。存在2个主特征或1个主特征+1个次特征，即可确诊为结节性硬化症。结节性硬化症具有特征性的三联征（癫痫、智力低下、面部血管纤维瘤），病变可累及多个器官。有研究认为，胎儿期或婴儿期出现的多发性心脏横纹肌瘤可被视为结节性硬化症的最早期临床体征，有时心脏横纹肌瘤是患儿结节性硬化症的唯一表现，患有多发性心脏横纹肌瘤的患儿可诊断为结节性硬化症。胎儿时期发现心脏横纹肌瘤，尤其是多发横纹肌瘤，一定要在孕妇进行产前咨询时告知家长患儿日后极可能发生智力发育迟缓和癫痫。结节性硬化症患儿的平均生存年龄低于健康人群，可因神经系统受累而出现精神运动发育落后、癫痫等，故对发现心脏横纹肌瘤的患儿全面评估与随访十分重要。

参考文献

1.Reynen K.Frequency of primary tumors of the heart.Am J Cardiol, 1996, 77 (1)：107.

2.Cresti A, Chiavarelli M, Glauber M, et al.Incidence rate of primary cardiac tumors：a 14-year population study.J Cardiovasc Med (Hagerstown), 2016, 17（1）：37-43.

3.Ren DY, Fuller ND, Gilbert SA, et al.Cardiac Tumors: Clinical Perspective and Therapeutic Considerations.Curr Drug Targets, 2016.

4.Nakashima Y, Tanioka K, Kubo T, et al.Metastatic cardiac tumor from urothelial carcinoma detected by transthoracic echocardiography: a case report.J Med Case Rep, 2015, 9：257.

5.Pun SC, Plodkowski A, Matasar MJ, et al.Pattern and Prognostic Implications of Cardiac Metastases Among Patients With Advanced Systemic Cancer Assessed With Cardiac Magnetic Resonance Imaging.2016, 5（5）：003368.

6.王咏，肖颖彬，陈林，等.心脏肿瘤181例外科治疗的临床分析.中国胸心血管外科临床杂志，2013, 20（2）：155-158.

7.Aval ZA, Ghaderi H, Tatari H, et al.Surgical treatment of primary intracardiac myxoma：20-year experience in"Shahid Modarres Hospital"--A Tertiary University Hospital--Tehran, Iran.Scientific World Journal, 2015, 2015：303629.

8.Habertheuer A, Laufer G, Wiedemann D, et al.Primary cardiac tumors on the verge of oblivion：a European experience over 15 years.J Cardiothorac Surg, 2015, 10：56.

9.Hoffmeier A, Sindermann JR, Scheld HH, et al.Cardiac tumors--diagnosis and surgical treatment.Dtsch Arztebl Int, 2014, 111（12）：205-211.

10. 郑颖，刘启明，周胜华.186 例心脏肿瘤临床特征分析. 中国循环杂志，2014，29（1）：52-54.

11.Dias RR，Fernandes F，Ramires FJ，et al.Mortality and embolic potential of cardiac tumors.Arq Bras Cardiol，2014，103（1）：13-18.

12.Isogai T，Yasunaga H，Matsui H，et al.Factors affecting in-hospital mortality and likelihood of undergoing surgical resection in patients with primary cardiac tumors.J Cardiol，2016.

13.Kim TH，Sung K，Kim WS，et al.Intracardiac Metastatic Rhabdomyosarcoma.Korean J Thorac Cardiovasc Surg，2015，48（6）：426-428.

14.Li H，Guo H，Xiong H，et al.Clinical Features and Surgical Results of Right Atrial Myxoma.J Card Surg，2016，31（1）：15-17.

15.Abu Saleh WK，Al Jabbari O，Ramlawi B，et al.Cardiac Papillary Fibroelastoma：Single-Institution Experience with 14 Surgical Patients.Tex Heart Inst J，2016，43（2）：148-151.

16.Cianciulli TF，Soumoulou JB，Lax JA，et al.Papillary fibroelastoma：clinical and echocardiographic features and initial approach in 54 cases.Echocardiography，2016，33（12）：1811-1817.

17.Oliveira GH，Al-Kindi SG，Hoimes C，et al.Characteristics and Survival of Malignant Cardiac Tumors：A 40-Year Analysis of ＞500 Patients.Circulation，2015，132（25）：2395-2402.

18.Davis JS，Allan BJ，Perez EA，et al.Primary pediatric cardiac malignancies：the SEER experience.Pediatr Surg Int，2013，29（5）：

425-429.

19.Tao TY, Yahyavi-Firouz-Abadi N, Singh GK, et al.Pediatric cardiac tumors：clinical and imaging features.Radiographics, 2014, 34（4）：1031-1046.

20. 许春伟，张博，译.WHO（2015）心脏肿瘤组织学分类.诊断病理学杂志, 2015, 10（22）：656.

21.Aiello VD, de Campos FP.Cardiac Myxoma.Autops Case Rep, 2016, 6（2）：5-7.

22.Zhang M, Ding L, Liu Y, et al.Cardiac myxoma with glandular elements：a clinicopathological and immunohistochemical study of five new cases with an emphasis on differential diagnosis.Pathol Res Pract, 2014, 210（1）：55-58.

23.Kusumi T, Minakawa M, Fukui K, et al.Cardiac tumor comprising two components including typical myxoma and atypical hypercellularity suggesting a malignant change.Cardiovasc Pathol, 2009, 18（6）：369-374.

24. 滕飞，陈东，方微，等.10例心脏乳头样弹性纤维瘤临床病理分析.心肺血管病杂志, 2015, 34（8）：640-642.

25. 滕飞，陈东，方微，等.4例原发性心脏横纹肌瘤临床病理分析.心肺血管病杂志.2014, 33（6）：873-875.

26.Maleszewski JJ, Larsen BT, Kip NS, et al.PRKAR1A in the development of cardiac myxoma：a study of 110 cases including isolated and syndromic tumors.Am J Surg Pathol, 2014, 38（8）：1079-1087.

27.Lee KA，Won HS，Shim JY，et al.Molecular genetic，cardiac and neurodevelopmental findings in cases of prenatally diagnosed rhabdomyoma associated with tuberous sclerosis complex.Ultrasound Obstet Gynecol，2013，41（3）：306-311.

心脏肿瘤的症状

　　医师通过对患者症状和体征的采集，大部分疾病已经大致可以得到诊断，至少是能够划定诊断的大致范围，再通过几项物理检查和实验室检查即可得出明确诊断。但这一点在心脏肿瘤的诊断中就很难奏效。心脏肿瘤的典型症状是堵塞症状、栓塞症状和全身症状。在这三个症状中只有堵塞症状可以随体位变换而产生显著的变化，与心脏肿瘤密切相关。在中国，发生堵塞症状的患者占到整体的20.1%，而欧美国家这部分比例在4%以下。其他两类症状都没有特异性，难以联想到心脏肿瘤。而且一部分心脏肿瘤患者并没有任何明显的症状，只是通过体检或检查其他疾病的过程中偶然发现心脏肿瘤的存在，例如在欧美国家及巴西，心脏肿瘤的患者中都有 60% 以上没有明确症状。心脏肿瘤的体征更缺乏特异性。部分患者可闻及心脏杂音，更多的患者没有特异性体征，唯一能和心脏肿瘤关联紧密的是肿瘤扑落音，这种特异性体征检出率极低。在国内的报道中，发现心脏杂音的心脏肿瘤患者仅占 33.1%，而肿瘤扑落音仅有 1.9%。在心脏肿瘤的症状和体征中，症状和心脏肿瘤的诊断联系更紧密，因为只有把这些甚至不是心脏的症状和心脏肿瘤联系到一起，提示医师对心脏进行检查，才能发现心脏肿瘤；而心脏肿瘤的体征往往能直接提示心脏病变，通过进一步检查即可发现心脏肿瘤。心脏肿瘤的症状仅和肿瘤的位置、大小和肿瘤对心脏的浸润有关，而和肿瘤的类型无关，这会导致很多患者都是在疾病发展到严重阶段才被发现患有心脏肿瘤，从而导致严重的后果。在提高心脏肿瘤的早期发现率方面，心脏肿瘤的症状更加重要，所以在本书中，我仅对心脏肿瘤的症状进行分类描述，对心脏肿瘤的体征不再进行详细描述。因为心脏肿瘤的症状对早期发现心脏肿瘤具有重要的提示作用，在下文的描述中也会倾向于早期表现和相对特异性表现。

15. 心脏内血流阻塞是导致急性症状发生的最常见原因

心脏内血流阻塞是导致急性症状发生的最常见原因，不同的症状特点取决于肿瘤累及到的心腔部位以及肿瘤大小的不同，和肿瘤的性质无关。心脏肿瘤对血流的影响很难和心脏疾病相鉴别，最常见的左心房黏液瘤患者临床表现几乎和二尖瓣狭窄完全一致，较大的肿瘤随心脏的收缩和舒张而在心房与心室之间摆动导致血流障碍，引起肺动脉高压或体循环淤血。这些活动度较高的肿瘤有一个特征性症状：症状随体位变换而产生变化，对于基底部宽、活动度低的心脏肿瘤不会出现这个症状。这类活动度大的心脏肿瘤可导致体位依赖而突发心力衰竭和呼吸困难。心脏肿瘤最常导致房室瓣口堵塞，出现类似瓣膜狭窄的症状，若右心肿瘤靠近上腔静脉入口，则主要引起上腔静脉阻塞综合征；位于下腔静脉入口可出现下腔静脉综合征；位于三尖瓣附近，常引起三尖瓣破坏，导致三尖瓣关闭不全；发生三尖瓣堵塞者，可导致晕厥或猝死；肿瘤位于肺动脉可引起肺动脉阻塞，右心室负荷增加，出现右心衰竭，易误诊为肺动脉栓塞；若左心肿瘤位于肺静脉入口可出现肺淤血进而发展到肺动脉高压；位于左心室流入道可相当于二尖瓣狭窄；位于左心室流出道可相当于主动脉瓣下狭窄。有病例报道右心房巨大的 B 细胞淋巴瘤导致卵圆孔开放，进而导致大量右向左分流，使患者表现明显的低氧血症。如果卵圆孔持续存在，可导致中心性发绀和阵发性栓塞。

在婴幼儿患者中，肿瘤堵塞造成的症状常是最主要的症状，患儿表现出气促、胸闷、胸痛等症状。有研究回顾了加拿大多伦多儿童医院 1990—2010 年共 130 例心内肿瘤患者，其中 36 例儿童患者（28%）至少有一个心脏肿瘤在心室流出道内（左心室流出道 23 例，右心室流出道 13 例），儿童患者中有 14 例压力阶差＞20mmHg。肿瘤的堵塞作用会导致心功能不全，但这个比例国内和国外相差很多，有大宗病例报道国内心脏肿瘤导致心功能不全，NYHA 分级 Ⅱ～Ⅳ级占 84.9%，还有报道心功能不全的比例在 92.8%；而国外患者症状中呼吸困难仅占 28%，心悸仅占 9.1%。侧面说明中国的患者更倾向于疾病进展到较严重的阶段才考虑就医。我国在早期发现、早期诊断心脏肿瘤方面还有较长的道路要走。

16. 心脏肿瘤可能是引起栓塞的一个潜在因素

体循环栓塞是左心肿瘤又一常见的症状，也常常是发病和首次就诊的原因；肺动脉栓塞是右心肿瘤的严重并发症，由此产生的肺动脉高压起病急、病情重，与左心肿瘤产生的肺动脉高压病情变化有所不同。从发生概率上来说，体循环的栓塞要远超过肺动脉栓塞，在体循环栓塞中，中枢神经系统栓塞发生的概率最高，大约50%的栓塞事件是由于颅内或颅外血管梗阻影响到中枢神经系统产生的。栓塞导致的神经障碍可以是短暂的，但更多是永久的。特殊的中枢神经系统并发症包括颅内动脉瘤、癫痫、偏瘫和脑坏死，一些患者甚至出现视网膜动脉栓塞而导致失明。肿瘤形成的栓子可阻断髂动脉和股动脉，也可造成腹腔内脏栓塞，甚至有患者可有两个以上器官栓塞病史。腹腔脏器栓塞可造成急腹症样表现，有报道称心脏肿瘤栓子可导致急性肠系膜动脉栓塞。对心脏乳头样弹性纤维瘤的患者来说，栓塞可能是早期表现出的唯一症状。有研究统计了2000—2015 年诊断出心脏乳头样弹性纤维瘤的 54 例患者中，46% 的患者诊断时有症状，最常见的症状是短暂性脑缺血发作。栓子的来源可能是肿瘤组织碎屑，也可能是肿瘤表面的血小板和纤维素血栓。在一个 725 例病例的研究报道总结中提出心脏乳头样弹性纤维瘤相关栓塞的独立危险因素只有肿瘤的可移动性，而和肿瘤的大小无关。对所有栓塞病史的患者来说，心脏肿瘤都可能是一个潜在的致病因素。在国内心脏肿瘤的病例报道中，器官栓塞的患者占 17.9% ；另一组病例报道中脑或肢体栓塞 15 例（8.3%），肺动脉栓塞 2 例（1.1%）；国外有病例报道研究结果显示脑栓塞占 10.2%，短暂性脑缺血发作占 9.7%，外周栓塞占 4.8%。在心脏肿瘤的栓塞事件中，除了大的组织器官的栓塞以外，还有细小的滋养血管的栓塞症状，例如皮肤缺血性病损、神经滋养血管堵塞的单神经炎等，这类疾病更容易被忽视其可能和心脏肿瘤的联系。在我国栓塞类疾病还没有和心脏肿瘤建立明确的关联，容易漏诊一部分心脏肿瘤的患者，以至于造成更多栓塞事件和其他并发症。

心脏肿瘤导致的栓塞事件中罕见的还有冠状动脉栓塞导致的急性心肌梗死。Al Zahrani 等回顾性分析了近 50 年文献报道的 46 例黏液瘤导致急性心肌梗死的发病情况。黏液瘤导致心肌梗死最常发生在右冠状动脉，经常为下壁心肌梗死，在这些心肌梗死的患者中有 33%～59% 冠状动脉造影正常，在性别分布上没有明显差异。由于在急性心肌梗死的物理检查中，心脏彩超并不是必要和首选的，这种情况可能会导致心脏肿瘤的漏诊。

17. 心律失常是造成心脏肿瘤患者急性发病和猝死的常见原因

心律失常是导致急性症状发生的另一个常见原因，甚至导致患者猝死。心律失常在心脏肿瘤中所占比例不高，但在一些特定类型心脏肿瘤中却是最常见的首发症状，甚至第一次出现心律失常就导致猝死。心脏肿瘤患者产生心律失常通常有两个原因：一是心脏黏液瘤，类似二尖瓣狭窄的病理生理变化，心律失常以心房纤颤、心房扑动、室上性心动过速等室上性心律失常为主；二是心脏肿瘤侵及心脏的神经通路或心肌内的传导束，心律失常以房室传导阻滞和室性期前收缩、阵发性室性心动过速、心室纤颤等室性心律失常为主。

高危心律失常急性发作甚至猝死，绝大多数都是由于肿瘤对心脏的浸润造成的，所以倾向于向心肌内生长的心脏肿瘤都有可能出现恶性心律失常。当肿瘤位于心肌内或房间隔时，心脏良性肿瘤中的脂肪瘤首发症状常为心律失常或传导异常。有文献报道一例25岁男性患者，因室性心动过速出现晕厥，在深度镇静、气管插管、呼吸机辅助呼吸下，经多次电复律和胺碘酮药物复律勉强恢复窦性心律，完善相关检查后才发现其患有心脏脂肪瘤。

婴幼儿心脏肿瘤发病率最高的横纹肌瘤和发病率第二的纤维瘤都易于出现恶性心律失常。心室横纹肌瘤心律失常可表现为室性心动过速，甚至导致猝死；心房横纹肌瘤可引起房性心律失常。横纹肌瘤引起心律失常具有一定的特异性和靶向性，甚至能从心律失常的形式和电生理变化来反向验证心脏肿瘤的存在。有相关病例报道，1例室性心律失常患儿并没有通过超声发现心肌内肿瘤，但最终通过电生理检查确定了横纹肌瘤的位置。心脏纤维瘤患者中有25%以上可能通过影响瓣膜功能，阻碍血流路径或由于传导紊乱造成猝死。在心脏恶性肿瘤中，患者更容易发展为难治性心律失常。在心律失常的检查中以电生理检查为主，同时要建立心律失常和心脏肿瘤密切相关的观念，积极进行心脏彩超检查，以免造成心脏肿瘤的漏诊。

18. 心脏肿瘤的症状多样且不典型，易造成诊断延迟、误诊或漏诊

几乎所有的心脏肿瘤患者通过仔细问诊都可以发现他们有一些全身症状，例如发热、体重减轻、关节和肌肉疼痛、雷诺现象、红色斑丘疹、杵状指（趾）等，易被误诊为免疫类或感染类疾病，特别是没有心脏方面症状的患者。有研究表明心脏肿瘤的症状多样并且不典型，易造成诊断延迟，从最初症状出现到最终诊断平均延迟 12.37 个月（1～36 个月）。部分只有全身症状的患者可被误诊为系统性脉管炎，从而造成心脏肿瘤的漏诊。在国外的研究中，全身症状的比例明显下降，有研究报道仅有 10.9% 的患者有系统症状，其中发热 4.8%、慢性贫血 4%、体重减轻 1.6%、关节痛 0.5%。心脏肿瘤的全身症状和具体的肿瘤类型及所

在部位并没有直接的关联，推测是因心脏肿瘤导致全身免疫状态改变的结果。例如心脏黏液瘤患者血液中的白细胞介素 -6 水平升高，可能和肿瘤产生特定的细胞因子有关。肿瘤导致的栓塞和循环中肿瘤抗原 - 抗体复合物都可以导致补体系统激活、免疫反应亢进，这是目前认为肿瘤导致全身症状最可能的原因。这些复合症状在外科切除肿瘤后绝大多数都会逐渐消失。

患者的全身症状多半有一定程度的实验室检查改变，这种变化没有特异性。心脏肿瘤患者可伴有白细胞升高、红细胞升高、血沉增快、溶血性贫血、血小板减少症和 C- 反应蛋白升高。免疫电泳可能会揭示异常的免疫球蛋白水平和循环中 IgG 水平增高。这些化验结果没有特异性，不能通过这些改变来诊断心脏肿瘤，但可用于监测肿瘤是否复发。当有心脏肿瘤手术史的患者血液检查再次出现这种改变时，在很大程度上提示可能出现肿瘤复发。

19. 心包积液和心脏压塞症状与心脏恶性肿瘤密切相关

在良性肿瘤和恶性肿瘤之间，心脏肿瘤的大多数症状并没有特别明显的差别。是否存在心包积液和心脏压塞症状以及这些症状出现的进程快慢，则是良性肿瘤和恶性肿瘤之间的明显差别。心脏良性肿瘤更倾向于向心腔内或心肌内生长，而恶性肿瘤生长迅速，侵袭范围广泛，可早期延伸到心脏表面刺激产生心包积液。国内的文献报道，与良性肿瘤相比，恶性肿瘤患者存在心包积液的比例（50%）明显增高，心包积液提示肿瘤恶性可能。新近发生、迅速恶化的心脏压塞和顽固性心力衰竭是心脏恶性肿瘤最明显的特征。

在心脏转移性肿瘤中，通过血行转移和（或）逆行淋巴转移途径转移到心脏，表现为心脏内多处转移灶，早期即可出现心包积液；胸腔肿瘤转移到心脏通常是直接蔓延，心包首先受累，早期同样可出现心包积液。心脏转移性肿瘤中约10%的患者会出现较重的临床症状，最常见的临床症状是心包积液和心脏压塞。所以心包积液和心脏压塞对心脏肿瘤的良恶性判定具有重要的指示作用，也是心脏肿瘤症状中唯一能指示良恶性肿瘤的症状。

心脏肿瘤的诊断和鉴别诊断

　　患者的症状和体征都不能直接诊断心脏肿瘤，而实验室检查也无法进行确定性诊断。心脏肿瘤的诊断和鉴别诊断都必须通过物理检查来完成。下面分别列举常用的几种物理检查方法和鉴别诊断的要点。

20. 超声心动图可作为诊断心脏肿瘤的首选影像学检查方法

　　随着医疗水平的不断进步，超声诊断新技术逐渐应用到临床，对心脏肿瘤的诊断率明显提高。超声心动图有无创伤、方便、经济、可反复检查、不受X线辐射等优点，是诊断心脏肿瘤最简便快捷的检查方式。超声心动图通过实施二维、三维、M型、彩色多普勒超声检查、组织多普勒检测和术前评估，能使用多个参数、多角度地对心脏各个腔室形态和功能进行评价，其可重复性和准确性得到多项研究证实。超声心动图不仅能准确发现肿瘤，确定其位置、大小、数目、累及心脏组织的范围，并能判断心脏肿瘤引起的血流动力学异常，在一定程度上可初步显示肿瘤的良恶性，可作为首选影像学检查方法。有资料显示，临床上超声诊断肿瘤的符合率可达到90%。

原发性心脏肿瘤的超声心动图特征表现为心脏内发现异常回声团块，形态大小不一，有或无瘤蒂附着，较大的瘤体常造成心室流入道或流出道梗阻。由于肿瘤区室间隔及室壁移位、粘连，心肌活动受限，造成心肌功能部分或完全丧失。

超声心动图检查也存在一定的不足和限制：①超声检查是一种依赖操作者较重的检查方式，操作者的水平和对疾病的认识可明显影响检查结果的准确程度；②经胸超声心动检查受肺气和胸壁厚度干扰较大，位于超声声束远场的心房顶部肿瘤极易漏诊，必须依赖超声医师有针对性的寻找，方可减少漏诊；③由于声窗和透声条件的限制，体积小、位置偏、回声低弱的肿瘤常难以显示；④心肌壁间肿瘤的回声可与周围心肌相似，而难以与心肌的局部增厚相鉴别；⑤当患者存在大量心包积液时，较小的心脏肿瘤受压容易漏诊，需穿刺抽液后复查心脏超声；⑥超声检查虽然可以通过一些区别来判定心脏肿瘤的良恶性，但易于混淆；⑦心脏检查模式下的彩色多普勒成像因流速标尺较高，无法显示肿块内部的相对低速血流，仅在肿瘤有较大滋养血管时才能够发现；⑧超声心动检查是一个平面结果，在判定肿物和周围组织关系比较欠缺。所以超声心动检查是首选的检查方式，但仍需与其他影像学检查联合应用，相互补充，以便能得到更多、更准确的信息。

21. 多种原发性心脏肿瘤的超声心动图表现

黏液瘤的超声心动图表现为团块状等回声，呈分叶状、息肉状或不规则状，绝大多数有长短不一的蒂，其基底部通常较宽，瘤体随心脏舒张和收缩运动发生位置和形态改变，舒张期突入房室瓣口至心室侧，收缩期回纳入心房；彩色多普勒超声血流成像示瘤体突入时，有效瓣口面积减小，可造成流入道或流出道不同程度梗阻。

脂肪瘤的超声心动图表现为向心腔内突入性生长，呈圆形、椭圆形，可单发或多发，生长缓慢，呈高回声，内部回声均匀，有完整包膜，基底较宽，随心肌运动而动；彩色多普勒超声血流成像示其内无明显彩色血流信号，因肿瘤造成心腔相对变小，肿瘤与心腔间可出现花色血流束，超声心动图测及局部血流速度增快。

横纹肌瘤的超声心动图表现为由心室壁局限性向心腔内生长，呈椭圆形高回声，内部回声分布尚均匀，多无蒂，活动度较小，心内膜表面粗糙不平但有完整边界；彩色多普勒超声血流成像示其基底部可有少许彩色血流信号。

纤维瘤的超声心动图表现多为单发，较大且呈界限清楚的孤立性占位，少数肿块有蒂，肿瘤随心脏不同时相活动，好发于心室肌，以左室前游离壁和室间隔多见，形态较规则，边界较清晰，中等回声，内部回声分布均匀。

间皮瘤的超声心动图表现为心包腔积液，内可见甚多细小点状回声漂浮，透声欠佳，于心脏壁层心包上可见大小不等的略高回声团块。

恶性肿瘤的超声心动图表现为肿瘤形态不规则，无完整包膜，呈浸润性生长，与心肌分界不清，内部呈不均匀性低回声，基底附着面较广，活动度差，多伴心包腔积液；彩色多普勒超声血流成像示肿瘤基底部及肿瘤内部血流成像较丰富。

超声心动图对发现心脏肿物的敏感性很高，但难于区别良性、恶性肿瘤以及进行初步定性、分型。关于超声心动图检查中良性肿瘤和恶性肿瘤的区别，我们总结为以下几点：①从肿瘤的外形来说，良性肿瘤多有蒂，形态规则，而恶性肿瘤多无蒂，形态不规则；②从生长位置来说，右心肿瘤恶性多过良性；③从活动性来说，恶性肿瘤活动性大多较差；④从和周围组织的关系来说，恶性肿瘤多呈浸润性生长，和周围组织界限不清；⑤从是否伴发心包积液来说，恶性肿瘤伴发心包积液多于良性肿瘤。这几点只是提供一个判断依据，而不能作为判定良性和恶性的依据。

22. 经食道超声心动图检查在心脏肿瘤的诊断中很多方面优于经胸超声心动图检查

经胸超声心动图检查存在很多的限制，例如肺气的影响、胸壁厚度的影响等，此外对心房顶部的观察也存在很多限制，而经食道超声心动图检查可以和经胸超声心动图检查形成有益的互补。相对而言，经食道超声心动图的探头位于食管内，从心脏的后方向前近距离探测各相关结构，避免了胸壁、肺、气管等因素的干扰，故显像效果更好、定位更准确，尤其经食道三维超声心动图在显示细小结构方面较二维超声更加完整、直观。超声心动图成像方面，经食道超声心动图较经胸超声心动图检查更有优势。在病变的大体形态和定位方面，经食道超声心动图结果更精确；在病变的细小结构方面，经胸超声心动图仅能显示部分肿瘤蒂的大体形态，无法完整地显示其长短、粗细和附着点，且肿瘤的血供显示亦较差。在心脏肿瘤病变的鉴别方面，经食道超声心动图亦能发挥巨大作用。如右心房内界嵴，为起自上腔静脉口前方至下腔静脉口前方的肌性隆起，因个体差异，二维超声诊断时常将增厚的界嵴误诊为心内肿瘤，尤其在经胸超声心动图扫描检查时不易鉴别，而经食道超声心动图通过紧贴心房后壁可更为清晰地显示心耳梳状肌等微小结构，从而将界嵴与其他病变组织正确区分开来，与相关研究结果一致。心脏弥漫性肿瘤病变的形态特征不明显，虽然超声心动图不易对其定性诊断，但是经食道超声心动图仍然可以提供许多有用信息，例如能够更加清晰地显示左下肺静脉的开口处有无癌栓形成和呈现出更加立体的肺静脉入口，为临床提供了有效的诊断信息，帮助医师制定合理的治疗措施。

虽然经食道超声心动图有较多优势，但是在显示心室中段、心尖层面的结构时，部分效果反而较经胸超声心动图差。经食道三维超声心动图在某些肿瘤的诊断上亦逊于二维超声，如脂肪瘤特有的强回声在三维显像上则无法展现，因三维超声只能显示实质性肿块的大体形态，无法鉴别显示其内部回声。另外，三维测量的误差仍然较二维超声大，考虑与三维成像的处理效果有关。此外，经食道超声心动检查是一种介入检查方式，对心功能差、耐受程度低的患者不能进行，还有如患者有某些食道的疾病或出血倾向可严重影响此项检查的进行。经食道超声心动图除了辅助经胸超声心动图诊断有困难的患者以外，最常应用于手术室内，外科医师在手术前进行食道超声检查来排除可能存在的双心房多发肿物；术后经食道超声检查确保离开手术室前是正常超声表现。

23. 造影超声心动图技术近年来蓬勃发展，是未来发展的方向之一

造影超声心动图是一项新技术，近年来蓬勃发展，被广泛应用于分流型先天性心脏病、冠状动脉粥样硬化性心脏病等的诊断和疗效评估。超声造影剂是含有大量微气泡的液体，血液与微气泡之间的声阻抗差极大，成像时因超声波强烈反射而表现为明亮的云雾影，故静脉注射微泡造影剂能够实现血流的示踪。按照微气泡的大小和应用不同，造影超声可分为右心系统造影和左心系统造影，其中左心系统造影又可分为左侧心腔显影和心肌声学造影两类。右心系统造影有助于透声条件差时的右心心内膜和心内占位显示，微气泡反射信号的充盈缺损提示占位病变，故其可增加右心系统肿瘤的检出率；左心系统声学造影可帮助左心腔的心内膜

及其他解剖结构显示，从而有助于左心系统肿瘤的检出。通过心肌中微泡反射信号的强弱来评估其血流灌注情况，并可脱机进行时间－强度定量分析。与心脏 CT 及心脏 MRI 相比，超声造影不受心律失常和快速心室率的限制，无辐射，可重复性强；超声造影剂比 CT 和心脏 MRI 造影剂的过敏发生率更低，能经过肺泡排出体外，其应用不受肾功能限制。

心肌声学造影对心内占位的鉴别诊断于近年来逐渐被关注。微泡造影剂的显影强度反映组织内部的血供多寡。通常恶性肿瘤富于新生血管，血供良好；良性肿瘤相对血供较少；而血栓、赘生物等病变内部无血供。国内外很多文献都支持心肌声学造影这种良恶性肿瘤的判定方法，更重要的是有研究表明即使是缺乏经验的操作者亦能准确解读超声造影结果而做出诊断，这在很大程度上缓解了超声的操作者依赖。在美国超声心动图协会（American society of echocardiography，ASE）2008 年发布的有关超声造影剂在超声心动图技术中的应用共识中，明确将心内占位病变的定性诊断列入了应用指征，并指出当常规超声心动图难以判断心腔内是否存异常肿块时，应借助超声造影剂进一步观察。此外，心室附壁肿瘤的回声与心肌回声相似、常规超声心动图难以明确时，心肌声学造影技术亦能提供有益的辅助信息。由于肿瘤和心肌的造影回声强度不同，心肌声学造影可清晰显示其边界和大小。

造影超声心动图虽然有很多优点，但仍有自身的限制。首先，单纯从血供上不能完全判定心脏肿瘤的良恶性，良性肿瘤中也有血供丰富的类型；其次，部分良性肿瘤血供极少，在超声中和血栓类似，必须结合灰阶声像图才能进一步判定；再次，由于心脏肿瘤发病率较低，很难有大规模应用的数据，相关经验难以获得；最后，超声造影剂的安全问题目前仍存在一定争议，尽管美国近几年的大规模回顾性临床分析均表明超声造影剂的应用不增加住院患者的急性病死率，包括心、肺危重疾病患者。但造影剂微泡在高机械指数超声波条件下对心肌组织的损伤客观存在，超声造影剂的心肌损伤及电活动改变对心肌力学状态有无影响亦不明确，故不能完全忽视其潜在风险。

24. 心脏假瘤真假难辨

心脏内团块可分为两种不同的类型，即肿瘤（良性和恶性肿瘤）和非肿瘤。心脏内的非肿瘤性团块被宽泛地定义为心脏假瘤。心脏假瘤可有类似真实心脏肿瘤的影像学表现、病理生理表现和临床表现，只是在组织学上缺乏肿瘤起源。心脏假瘤按照来源的不同可分为心脏本身来源和心脏外来源两类，心脏本身来源指心脏假瘤来自原本存在的解剖上和先天的变种，如巨大的欧氏嵴（下腔静脉口前方正常解剖结构）；心脏外来源指心脏假瘤来源于心脏以外，如裂孔疝。现有的心脏原发性肿瘤和转移性肿瘤并没有考虑如何与心脏假瘤相鉴别，可实际上很多类型的心脏假瘤的发病率超过真正的心脏肿瘤。

心脏假瘤这个词会给人一种良性疾病的印象，但很多特定类型的心脏假瘤会导致严重的后果，甚至危及生命。Abbott 等首次定义了心脏假瘤：任何可以产生损伤的、足以被发现的、在心包、心肌或心腔内的肿物。他们对心脏假瘤的位置定义为在心腔内、心肌内或贲门上部。近年来很多心脏假瘤被确定，很多检测方法被用于鉴定是否为心脏假瘤。现在心脏超声心动图、心脏 MRI 和心脏 CT 是最常用于鉴别心脏团块的方法。心脏超声心动检查因为本身的特点成为最常用的检测方法。我们急需对需要鉴别的心脏假瘤有一个系统性认识和深入的了解。

首先将心脏假瘤按照起源的不同进行划分，分为心脏本身来源和非心脏来源两大类。

心脏本身来源的心脏假瘤又可以分为来自心内膜和（或）瓣膜、心肌、心包脏层和（或）心包和心血管胚胎残留四大类。来自心内膜和（或）瓣膜的心脏假瘤有二尖瓣环钙化（包括干酪样改变）、炎性假瘤（包括瓣膜）、脓肿、心内膜心肌纤维化症、隆凸或钙化乳头肌、过长的腱索、钙化不定形肿瘤、二尖瓣前叶脱垂、左室假腱索、隔缘肉柱、赘生物、二尖瓣和主动脉瓣之间纤维膜、兰伯赘生物（指发生在瓣膜关闭线上细小的、纤维性的丝带，好发于主动脉瓣）；来自心肌的心脏假瘤有脓肿、血肿、房间隔脂肪瘤样肥大、心内膜心肌纤维化症；来自心包脏层和（或）心包的心脏假瘤有纵隔囊肿、钙化纤维性假瘤、心包血肿、心包脓肿、冠状动脉瘤或瘘、心包脂肪、心包积液；来自心血管胚胎残留的心脏假瘤有凸出的界嵴、凸出的欧氏嵴、凸出的希阿里网（指右心房内下腔静脉瓣和冠状静脉瓣退化形成的网状或条索状的残存结构）、左心室致密化不全、反向左心耳、房间隔动脉瘤、华法林嵴（位于左心房，表现为左心耳与左上肺静脉之间的肌性嵴样凸起，是一种正常的解剖变异）。

非心脏来源的心脏假瘤又可分为血管内来源和血管外来源两个大类。血管内来源的心脏假瘤最常见的是血栓和赘生物；血管外来源的心脏假瘤有隐静脉移植物微动脉瘤、食管裂孔疝、血肿、X线下左心房假瘤（肺静脉凸出）、肺不张（心包假瘤）、支气管囊肿、心脏植入物或装置（房缺封堵装置）、血管内导线（除颤器/起搏器导线、中心静脉导管）、人工瓣膜、心脏移植的缝合缘、超声心动的伪迹、传染性囊肿（包虫囊、结核球）。

心脏假瘤的种类繁多，最主要的鉴别是和血栓及赘生物的鉴别。肿瘤和血栓之间可根据团块的发生部位、形态、活动度等来鉴别。左房附壁血栓常附着于左心耳或左房顶后壁，形态不规则，不活动。带蒂血栓可大部分与房壁分离，游离血栓无附着点，随心脏舒缩运动呈不规则游动，位置不断变化，且多伴有风湿性心脏瓣膜病和（或）房颤病史。某些心室血栓为圆形或椭圆形肿块，无蒂，其大小随心脏收缩、舒张而改变，多位于心尖部，易误诊为心脏肿瘤，但此类患者多有冠心病、心肌梗死、心功能衰竭等病史。既然如此，心脏的影像学检查鉴别肿物是肿瘤还是血栓是很困难的。曾有病例报道 2 例心内血栓被误诊为肿瘤的患者后期被诊断为抗磷脂综合征。有一些研究表明，有部分患者在心房和心室内的血栓酷似心内肿瘤，这部分患者和抗磷脂综合征有关。绝大多数把血栓误以为心脏肿瘤的患者都是仅通过超声来确立诊断。此外，心脏肿瘤还需注意与瓣膜赘生物鉴别，瓣膜赘生物随瓣膜活动，本身无明显活动度，大小不等，多数较小，且常有发热等病史。

25. 心脏 CT 检查是诊断心脏肿瘤的二线选择

在诊断心脏团块方面，心脏 CT 检查是二线选择，但却是偶然发现心内肿瘤最多的检测手段，主要原因可能是 CT 越来越多地被用于评估冠状动脉疾病。心脏 CT 检查之所以作为二线选择是因为 CT 的效果介于超声心动图和心脏 MRI 之间，CT 能确认有无心肌浸润和肿瘤累及周围结构，优于超声心动图，但不如 MRI 显像清晰。近年来随着科技不断进步，心脏 CT 检测技术也随之提高。亚毫米探测器阵列、探测器层数增加、半扫描后处理算法等技术的进步，可明显提高心脏结构成像。心电门控技术的进步使得 CT 检查在不停跳动的心脏上得以应用。心脏 CT 检查可以提供心脏内肿物的形态学信息，肿物和周围组织的关系，还能够通过增强 CT 检查观察肿物的血供情况，能够发现钙化，明确脂肪组织的存在，尤其是在诊断脂肪瘤方面能够得到确定性诊断。

CT 检查本身存在很多难以克服的限制。首先，CT 仪器无法移动，更不可能在危重症患者床边进行检测，无法做到检查方便快捷；其次，CT 检查属于暴露在放射性射线下的检查项目，患者无法耐受短时间内反复进行；再次，CT 检查的瞬时分辨率低于超声心动和心脏 MRI，对软组织分辨率低于心脏 MRI；最后，分辨良性肿瘤和恶性肿瘤仅通过增强 CT 对血供的判断，有很大的局限性，对心脏良性肿瘤和心脏假瘤的鉴别也比较困难。总之，CT 很多方面的检查效果介于心脏彩超和心脏 MRI 之间，并会引起放射性损伤，仅在患者情况紧急又必须判断肿物和周围组织关系时才作为主要的检测手段。

26.PET/CT 是恶性肿瘤或疑似恶性肿瘤不可或缺的检查方式

正电子发射断层扫描成像（PET）检查在检测心脏肿瘤尤其是原发性恶性肿瘤或心脏转移性肿瘤方面受到越来越多的重视。其是一种能够无创地以动态、定量的方式观测到活体生理和生化变化的医学成像工具。PET 是目前最先进的功能显像技术，能诊断出早期肿瘤的细微病变，但对病变区的生理解剖位置和形状诊断则不够精确。CT 是解剖显像技术，能诊断出肿瘤病变区的精确解剖位置和形状，但不能诊断出组织的早期病变和细微病变。PET/CT 是把 PET 与 CT 两种影像诊断技术有机结合在一起形成的一种新技术，可以在一次检查中同时获得 PET、CT、PET/CT 融合的 3 种图像。获得的 CT 图像不仅提供解剖学信息，还可用于 PET 图像的衰减校正。PET/CT 现已成为诊断和指导治疗肿瘤、冠心病和脑部疾病这三大威胁人类生命疾病的最佳手段。对于心脏肿瘤，准确的诊断及临床分期是选择最佳治疗方案的前提。传统的 CT、MRI 进行 TNM 分期有一定误差和局限性，PET/CT 有功能显像和解剖影像同机融合的突出优势，一次扫描即可完成全身检查，避免了病灶的遗漏，可以得到更准确的诊断。

心脏肿瘤发病率相对偏低，种类繁多，表现多样，单纯依靠临床、病理或影像学诊断容易造成漏诊或误诊。现有的研究表明，绝大多数的原发性心脏恶性肿瘤和转移性肿瘤都表现为代谢水平高于正常心肌。偶有心脏黏液瘤代谢水平也明显高于正常心肌，有研究人员认为这些心脏黏液瘤生物学行为可能有轻度恶性倾向，这才是其代谢水平高于心肌的原因。PET/CT 扫描速度要远低于 CT 扫描的速度，目前最快 CT 全身扫描只要 0.5s，普及型 CT 的全身扫描也只要 3～5s，获得的图像几乎是某时刻的快照，因此基本不受呼吸运动影响。而 PET 扫描速度很慢（2D PET 采集 10～15min，3D PET 采集最快也要 2min），这会因患者的呼吸造成 PET 图像出现伪影。虽然通过呼吸门控技术和呼吸运动补偿校正伪影提高成像质量，PET/CT 的分辨率还是相对较低，低于 CT 和 MRI 图像分辨率。尽管如此，PET/CT 还是极具发展潜力的检查方式，能够初步鉴别心脏肿瘤良恶性，明确累及心脏解剖部位，了解原发性心脏恶性肿瘤及转移瘤心脏外的其他全身转移情况，从而准确进行分期诊断，为临床进一步治疗提供参考依据。对恶性肿瘤或疑似恶性肿瘤来说，PET/CT 是不可或缺的一种检查方式，将在未来得到越来越广泛的应用。

27. 心脏 MRI 是检测心脏肿瘤最准确的检查方式，其优缺点共存

心脏 MRI 是目前心脏肿瘤所有物理检查中最准确的检查方式，可以对心脏肿物的性质进行判定，明确肿物的形态学特性（位置、大小和周围组织关系、是否存在胸腔或心包积液）和对肿物进行对比增强。国内研究表明，超声心动图诊断准确率为 72.2%，MRI 诊断准确率为 100%。国外研究表明，心脏 MRI 诊断肿瘤的组织类型和病理分析相比较，准确率可达 92%。和 CT 相比，心脏 MRI 能够提供更高的分辨率和更好地辨别肿物本身的特性，而且 MRI 没有放射性损伤；和心脏彩超相比，MRI 对肿瘤的性质进行判定要优于心脏彩超，很多特定类型的心脏肿瘤通过 MRI 即可初步确定

肿瘤的组织类型。在判定肿物和周围组织关系方面，超声心动图和心脏 CT 都要比心脏 MRI 效果差很多。

即使有以上众多优点，心脏 MRI 应用比超声心动图和心脏 CT 少得多。心脏 MRI 在医院中的普及率要远低于 CT 和超声心动图，即使是乡镇的医院也能配备超声和 CT，而 MRI 多集中在城市的大型医院。MRI 和心脏 CT 一样都需要心电门控技术。除此之外，由于 MRI 序列完成时间较长，需要患者控制呼吸，即使是现在硬件和脉冲技术进步后需要的控制呼吸的时间较前明显减少，但对病情严重不能控制呼吸和情况紧急需要快速得出结果的患者，MRI 很难完成。近年来 MRI 进行过程中呼吸门控和呼吸追踪监视的应用，已经可以在自由呼吸的情况下获得高质量的 MRI 图像，但在扫描时间上来说还是比 CT 慢很多。MRI 虽然没有放射性损伤，但是受身体内金属植入物影响，尤其是体内有心脏起搏器和除颤器是 MRI 的禁忌证。近年来部分中心认为在足够的专业知识和警惕的基础上，这些心内植入装置也能够安全地进行 MRI 检查，还有研究证明有 MRI 兼容的植入装置，但还没有能够大规模应用。

原发性心脏肿瘤 MRI 影像图特征为：心腔内肿瘤中，心房黏液瘤在 T1 加权表现为中等信号较均匀，边缘多光滑有分叶。在 T2 加权中因为高细胞外水含量表现为更高的信号强度。心脏黏液瘤相对心肌表现为高信号，相对血液表现为低信号。原始神经外胚层肿瘤，在 T1 加权上表现为中等强度信号，局限性信号增高表现为肿块出血，T2 加权表现为高信号。纵隔恶性副神经节肿瘤，肿块在 T1 加权上表现为中等信号，T2 加权高信号。脂肪瘤在 T1 加权上表现为均匀的高强度信号，在 T2 加权上表现为中等偏高信号。纤维瘤在 T1 加权上为中等强度信号，在 T2 加权上表现为低信号。当肿块浸润性生长，形态不规则，范围广，合并心包积液时应考虑恶性。因此，MRI 在判断良恶性肿瘤上有较大帮助。

通过 MRI 检查，心脏肿瘤可以和血栓清楚地区分开来。通过首过灌注增强 MRI 即可发现血栓与心肌形成清晰的对比，这是因为血栓无血管不能对增强物质进行摄取。MRI 还能通过不同的表现来明确血栓形成的时间。新形成的血栓在 T1 和 T2 都表现为中等程度信号强度，主要是由于血红蛋白仍处于氧合状态；亚急性血栓在 T1 表现为低信号强度，但在 T2 表现为高信号强度，主要是血红蛋白正从氧合状态转变为高铁血红蛋白，红细胞溶解释放出更多的水分；慢性血栓表现为 T1 和 T2 低信号强度，主要是血栓中水分枯竭，血红蛋白被纤维素取代。MRI 还能清楚地区分心脏肿瘤和心包囊肿、二尖瓣干酪样钙化，还有一些正常心脏结构或胚胎残留结构，如华法林嵴。

心脏 MRI 还能和 PET 结合起来，由 MRI 提供空间位置信息，可极大地提高图像质量，使定位更加精准，同时避免了 CT 造成的放射性损伤。这两种技术的结合需要对 PET 和心脏 MRI 软件、硬件都做出较大的修改，虽然目前还存在很多技术难题，但是在心脏良、恶性肿瘤的鉴别和全身转移情况判定方面是目前最好的选择。

参考文献

1. 卢淡泊，黎音亮，夏利民，等 .106 例心脏肿瘤的临床特点分析 . 复旦学报（医学版），2015，42（5）：574-578，595.

2.Yu PS, Ng CS, Kwok MW, et al.Hypoxemia associated with right-side cardiac tumor：right atrial lymphoma with patent foramen ovale.J Thorac Dis，2016，8（7）：527-530.

3.Al Zahrani IM，Alraqtan A，Rezk A，et al.Atrial myxoma related myocardial infarction：Case report and review of the literature.J Saudi Heart Assoc，2014，26（3）：166-169.

4.Nield LE，Mendelson M，Ahmad N，et al.Clinical review of obstructive primary cardiac tumors in childhood.Congenit Heart Dis，2014，9（3）：244-251.

5.Cianciulli TF，Soumoulou JB，Lax JA，et al.Papillary fibroelastoma：clinical and echocardiographic features and initial approach in 54 cases.Echocardiography，2016，33（12）：1811-1817.

6.Clores MJ，Monzur F，Rajapakse R.Acute Mesenteric Ischemia Caused by Rare Cardiac Tumor Embolus.ACG Case Rep J,2014,2（1）：27-29.

7.Shenthar J，Sharma R，Rai MK，et al.Infiltrating cardiac lipoma presenting as ventricular tachycardia in a young adult.Indian Heart J，2015，67（4）：359-361.

8.Moreno-Ariño M，Ortiz-Santamaria V，Deudero Infante A，et al.A classic mimicker of systemic vasculitis.Reumatol Clin，2016，12（2）：103-106.

9.姥义，桑玉顺，曹媛，等.超声心动图诊断原发性心脏肿瘤的价值.肿瘤影像学，2015，24（1）：41-43，47.

10.宝波，梁雄飞.超声心动图诊断小儿原发性心脏肿瘤及其对心功能的评估.临床超声医学杂志，2013，15（11）：755-757.

11.吴伟春，陈俊慧，王建德，等.超声心动图对原发性非粘液性心脏肿瘤的诊断特点分析.中国循环杂志，2014，29（10）：805-808.

12. 周畅，周军，姚志，等.彩色多普勒超声诊断心脏肿瘤的价值及漏误诊分析.中国现代医学杂志，2014，24（33）：61-63.

13. 蒋演，高云华，夏红梅，等.经食管二维及三维超声心动图在诊断心脏肿瘤中的应用价值.中华超声影像学杂志，2015，24（9）：742-746.

14. 魏伟，徐新量，金修才，等.经食管实时三维超声心动图的临床应用进展.临床超声医学杂志，2014，16（5）：327-329.

15.Maybrook RJ，Afzal MR，Parashar S，et al.Intrinsic and Extrinsic Cardiac Pseudotumors：Echocardiographic Evaluation and Review of the Literature.Echocardiography，2016，33（1）：117-132.

16.AbbottOA，Warshawski FE，Cobbs BW Jr.Primarytumorsand pseudotumors of the heart. Ann Surg，1962，155：855-872.

17. 张文，黄鹤.造影超声心动图的现状及未来.心血管病学进展，2015，36（4）：471-476.

18. 俞霏，程蕾蕾.造影超声心动图在心脏肿瘤诊断中的应用价值.国际生物医学工程杂志，2013，36（1）：48-50.

19. 孙龙，江茂情，赵龙，等.18F-FDG PET/CT 在心脏肿瘤诊断中的临床应用.中华核医学与分子影像杂志，2013，33（3）：175-178.

20. 张海峰，李永立.MRI 在原发性心脏肿瘤诊断中的临床价值研究.中外医疗，2016，35（6）：173-174.

21.Motwani M，Kidambi A，Herzog B，et al.MR imaging

of cardiac tumors and masses：a review of methods and clinical applications.Radiology，2013，268（1）：26-43.

22.Sutton R，Kanal E，Wilkoff BL，et al.Safety of magnetic resonance imaging of patients with a new Medtronic EnRhythm MRI SureScan pacing system：clinical study design.Trials，2008，9：68.

心脏良性肿瘤的治疗

28. 心脏黏液瘤外科切除是唯一有效的治疗方法

对心脏黏液瘤患者来说，外科切除是唯一有效的治疗方法。因为心脏黏液瘤患者有 8% 会死于心腔内血流梗阻和心外栓塞，所以一旦发现心脏黏液瘤，患者应尽快进行手术治疗。如果术前存在没有伴发脑出血的脑栓塞事件，可在栓塞事件发生 7 天以后进行心脏手术，以防进一步栓塞事件的发生，同时给大脑一个安全的时间间隔以便于体外循环的进行。

　　心脏黏液瘤切除手术通常采取胸骨正中切口，升主动脉和上下腔插管建立体外循环。左心侧黏液瘤和右心侧黏液瘤建立体外循环的方式有所不同。左心侧心脏黏液瘤腔静脉插管可通过右房壁进行，下腔静脉插管位置在靠近下腔静脉 - 右心房连接处的外侧，因为如果需要切开右心房，则需要阻断腔静脉。如果左心房需要较大地显露或预测可能是恶性的左房肿物，可以直接在上腔静脉进行直角管插管，这样可以允许切断上腔静脉以便于更好地显露。右心侧心脏黏液瘤尤其是右心房黏液瘤在静脉插管方面有所不同，当肿瘤位于房间隔对腔静脉回流无阻碍时，可直接上下腔静脉插管；当肿瘤位置处于高位或低位，对上腔静脉或下腔静脉回流阻碍时，可采用颈静脉和股静脉插管来提供良好的上半身或下半身静脉引流，一般情况采用上腔静脉距右心房足够远处上腔静脉插管，即可顺利切除上腔静脉附近右心房黏液瘤，偶尔需要股静脉插管引流来切除下腔静脉附近的心脏黏液瘤。如果肿物巨大或附着处靠近颈静脉开口，则需要外周颈静脉和股静脉插管来建立体外循环。

　　建立体外循环后，暂不放置左房引流，待主动脉阻断后才可进行心脏操作，右心侧心脏黏液瘤应将主动脉和肺动脉同时阻断，少量切开右心房减压。术中允许体温自然下降，除非需要进行可预见的低流量灌注，否则全身降温是没有必要的。主动脉阻断后，心脏顺行灌注停跳液使心脏停搏。

左心房黏液瘤的显露最大化可借鉴二尖瓣手术中的原则。外科医师希望心脏右侧向上旋转，左侧向下旋转，因此可把牵引缝线缝在心包右侧偏低处，在放置胸骨牵开器之前不要有牵引线缝在左侧。这种旋转心脏可以很好地暴露左侧，特别是左侧心房。对左心房肿瘤，下腔静脉游离要比较广泛，尤其是下腔静脉-右心房连接处，这可以提供较大的活动度和显露左侧心房。左心房黏液瘤经常通过右心房切口，切开房间隔以切除左房肿瘤，这个手术入路可以切除房间隔肿瘤并探查四个心腔；也可以通过左房前壁到右肺静脉之间的切口路径，或平行于右房切口同时切开左心房，这种双房切口可以轻松地移除附着于卵圆孔处的肿物并在附着部位进行完全厚度边界阴性的切除，并在需要的时候简单利用补片闭合房间隔。切除范围应切除瘤蒂附着部位的周围组织，我们的经验是对附着在房间隔者，房间隔应切除 10mm 直径的组织，同时应用自体心包组织行无张力修补。关于切除范围和厚度方面还存在一定的争议。有研究表明，单纯心脏黏液瘤仅切除肿瘤及其附着处心内膜及部分厚度心肌，在复发概率上和扩大全层切除基本一致。所以近年来对单发典型位置的心脏黏液瘤可仅切除肿瘤附着部位3mm心内膜和部分心肌，用电烧灼烧切面。根据我中心经验，这样处理后复发率在1%以下。因心脏黏液瘤组织随心动周期推压二尖瓣，可造成不同程度的二尖瓣关闭不全，如术中发现有二尖瓣环扩大、二尖瓣反流严重者需行二尖瓣成形术，一般不用行二尖瓣置换术。

右心房黏液瘤可广泛切开右心房，在心脏停搏的过程中进行肿瘤切除和心房重建。如果切除大的或位于重要位置的右房黏液瘤经常需要精心的术前准备，需要术中食道超声和特殊体外循环灌注技术来确保肿物的完整切除。由于心脏黏液瘤很少扩张超出心内膜，因此无须深部切除传导束周围组织。在右心房黏液瘤的患者中也应切开房间隔，详细探查四个心腔及瓣膜，以除外多发肿瘤。右心系统黏液瘤多发的概率要远超过左心房黏液瘤。

心室黏液瘤通常通过房室瓣来显露或通过游离房室瓣的前部来显露和切除，并在切除后重新缝合，必要时需行瓣膜成形或置换。在心室流出道偶发的小肿瘤可以经流出道的瓣膜切除。如果需要，心室肿瘤可以通过直接的心室切口切除，但多限于右心系统，并且不是常规推荐入路。由于部分切除也未见复发的报道，因此我们不推荐切除全层心室壁。心室内黏液瘤有多发肿瘤的高发病率，因此心室内黏液瘤也要求详细探查四个心腔及瓣膜。

心房黏液瘤组织松脆，包膜不完整者更易破碎，术后栓塞一旦发生则预后较差，因此术中要做到操作轻柔，避免翻动和挤压心脏，切除瘤体时应夹住瘤体附着处的正常房间隔组织，将瘤体完整提出心腔，避免瘤体破碎。对体积大、位置深、瘤体难以完整切除的病例，应先用纱条堵塞二尖瓣口，分次切除瘤体，操作完毕后仔细冲洗心房，尽可能避免瘤体碎片进入心室。心内吸引可以在术中使用，但在肿瘤暴露的时间里应严格限制在心室内使用，以减少术中肿瘤播散的可能。有少数病例报道心脏黏液瘤切除术后许多年出现远处转移，部分研究人员认为这是围手术期播散导致的结果。但心脏黏液瘤绝大多数是低度恶性而罕见转移的，所以我们支持术前的栓塞事件导致心脏黏液瘤的远处转移的说法。

29. 微创切除是未来心脏黏液瘤手术的发展方向

传统心房黏液瘤切除术采用胸骨正中切口、升主动脉阻断及双腔静脉插管，该方式可提供手术野的最大暴露，但手术创伤较大，术后所需恢复时间较长，且胸部钢丝固定影响日后 MRI 检查的效果。随着电视胸腔镜辅助、机器人辅助及其相关技术的进步，采用小切口的微创心房黏液瘤切除术应用于临床。由于胸腔镜及机器人设备昂贵，操作较为复杂，学习周期较长，难以在国内大规模开展。首先，应开始尝试的是右胸前外侧第 4 肋间切口，股动静脉插管，经胸阻断钳阻断升主动脉完成心脏黏液瘤切除手术。这种手术方式能够明显地减少损伤，有利于从胸骨正中切口过渡到小切口，可快速应用于临床，便于更多的医院进行开展。其次，随着胸腔镜下心脏手术技术的发展，胸腔镜下左心房黏液瘤切除术已经逐渐在国内不同心脏中心开展。但是由于胸腔镜的操作空间狭小，需使用特殊器械及外周体外循环等因素，使临床上对于胸腔镜下左心房黏液瘤切除术的安全性及临床效果仍有疑虑：由于术野显露及观察方式的不同，瘤体切除不完全，操作过程中瘤体组织容易掉落，术中彻底清除较困难，均可能导致术后复发概率或体循环栓塞风险增加。

国外胸腔镜手术的开展要远超我国，所以国外的胸腔镜手术效果不能完全适合我国实际情况。国内也有相关的病例报道，结果表明胸腔镜下左心房黏液瘤切除术对比传统开胸左心房黏液瘤切除术拥有相同的手术效果及安全性，并未增加体循环栓塞及肿瘤复发概率，同时手术创伤小、伤口美观、出血少、恢复快、住院费用更低，能更快返回工作岗位。但该术式也有一定的局限性：①体外循环时间及主动脉阻断时间较长；②对手术器械的要求较高；③右侧胸腔广泛粘连、右胸放疗术后、严重肺功能不全者不适应该术式；④双侧股动静脉迂曲、畸形、钙化等不能建立外周体外循环者也不能应用该术式；⑤对术者的要求较高，需要具备较丰富的胸腔镜手术经验，学习曲线较长。其中③和④也适用于右侧小切口手术黏液瘤切除术。

胸腔镜手术开展范围越来越广泛，已经成为很多心脏中心首选的手术方式。由此可见，胸腔镜用于心脏黏液瘤切除有可能发展为标准的手术方式。全机器人心房黏液瘤切除术早已在国外正式用于临床多年，而中国仅有几家大型医疗中心能够开展，目前还没有大宗的应用病例报道。全机器人手术和机器人辅助内镜切除术都难以在中国大规模开展，但机器人手术系统的未来发展却有着巨大的潜力，甚至可有跨州进行手术的可能。比如，患者在北京某医院，由美国的医师在旧金山通过机器人系统也可以远程操控完成手术。机器人手术系统的发展有着巨大的潜力。

30. 心脏黏液瘤手术成功率高，复发主要和肿瘤本身性质有关

心脏黏液瘤手术成功率很高。手术相关病死率一般都和高龄、其他脏器功能异常及术后并发症有关，一般在5%以下。手术时年龄较大是对术后病死率最重要的预测因素，而和性别、肿瘤位置、肿瘤的大小和切除方法无关。心房黏液瘤手术相关病死率更低，甚至很多单位的病例报道心房黏液瘤手术相关病死率接近于0；心室黏液瘤手术相关病死率较心房黏液瘤高，病死率接近10%。

非家族性散发心脏黏液瘤复发率为1%～4%，甚至有很多大的中心报道这类肿瘤没有复发。20%的散发心脏黏液瘤患者和DNA异常的患者复发率在

12%～40%，绝大多数复发发生在术后4年之内，最短的为6个月。总体来说，在年轻的患者中复发率比较高。根据美国梅奥诊所大宗病例50年回顾性分析结果显示：术后10年、20年和30年生存率分别是77%、52%和34%。共有11例患者有肿瘤复发，复发率是5.6%，要高于文献报道的3%，术后10年、20年、30年复发的概率分别是8%、9%和14%。复发相关的危险因素有更年轻的患者、肿瘤直径较小、肿瘤位于心室，肿瘤复发经常发生在术后第一个10年中，提示有相关危险因素应在术后第一个10年中更密切地进行监测。关于肿瘤复发的假说有多病灶、术中植入或栓塞、异常DNA染色体套数、切除不充分和恶性转化。但在目前的共识中，术中植入可能性几乎没有，因为在心脏的高速血流环境中，肿瘤细胞脱落种植引发转移的可能性微乎其微，剩余的几种假说都有各自的论据支持。

肿瘤复发中的多病灶假说可通过文献结果得以支持，有研究表明多蒂、多腔室和非卵圆窝起源的心脏黏液瘤复发率为33%～42%，远高于总体复发率。因此，多点起源和非常规位置起源患者是心脏黏液瘤术后心内复发的重要人群。基因异常可能是引发以上异常肿瘤生物学表现的主要因素。家族性心脏黏液瘤的异常基因早已经得到确认，但仍有新的异常位点被不断发现。对散发患者虽然没有确切的致瘤基因发现，但文献报道有 20% 的散发性心脏黏液瘤合并有基因异常，这部分患者的复发率在 12% ～ 40%。在 Carney's 综合征中心脏黏液瘤复发的概率可达 22%。很多研究证实散发患者中 DNA 异常和细胞增殖活性增高是导致术后复发和远处栓塞转移的根本原因。心室中的心脏黏液瘤复发的概率是心房心脏黏液瘤的 7 倍，可能和切除深度有关。经研究表明从心内膜切除和瘤蒂切除在复发概率上没有区别，可建议在技术可行的时候进行心内膜切除。尤其是肿瘤附着在房室环或二尖瓣、三尖瓣附近的时候，心内膜切除肿瘤能避免冠状动脉或瓣膜损伤。心脏黏液瘤的恶性转化有病理组织学依据，有病例报道心脏黏液瘤组织中有良恶性组织掺杂，这可能就是心脏黏液瘤复发恶性变的起始因素。心脏黏液瘤在心外组织中转移也被认为是复发中的一种表现，通常认为这种现象是由于栓塞物的生长和局部浸润。根据心脏黏液瘤的复发概率的大小，国内现有一种新的心脏黏液瘤临床分型方法：典型和非典型两类。典型心脏黏液瘤指肿瘤起源于房间隔卵圆窝附近、单蒂、局限于左心房、无基因异常证据的心脏黏液瘤；其余的均为非典型心脏黏液瘤，包括家族性、多点多腔室分布、左心房非常规位置起源、有明确基因异常、病理提示有恶性倾向的心脏黏液瘤。对于典型心脏黏液瘤患者常规行手术切除效果较好；而对于非典型心脏黏液瘤应常规进行基因检测，手术切除范围和常规手术相同，但应在术中仔细探查，防止遗漏，术后应密切注意随访。

根据统计的数据，对高危的患者应每年 1 次的心脏彩超检查，此外还有中心对所有术后的患者行前五年每年 1 次的心脏彩超。在我们中心所有的患者，特别是年轻的患者，在术后每半年复查心脏彩超，共持续四年，四年过后高危患者每年复查 1 次心脏彩超，低危患者可每两年复查 1 次心脏彩超。年轻的高危患者前四年复查时，要保证每年 1 次食道超声检查，以避免经胸超声检查出现漏诊。

31. 右心无症状的乳头样弹性纤维瘤外科治疗仍存在争议

心脏乳头样弹性纤维瘤可导致流出道梗阻和栓塞，

因此有症状的患者都应采取手术治疗。左心无症状的肿瘤患者一旦发现也应行手术治疗。右心系统肿瘤多为无症状肿瘤，只有当肿瘤足够大到可阻塞血流时才出现症状，可有肺动脉栓塞的可能性。在如何选择手术适应证方面，我们主张所有左心系统的肿瘤都应切除，右心系统肿瘤应有选择地切除，其中关于偶然发现的无症状肿瘤应如何选择治疗方案还存在争议。部分医学中心主张对无症状的右心肿瘤给予口服抗凝药物治疗，另一部分主张一旦诊断明确就应手术治疗。在技术可行的情况下，在切除这类良性肿瘤后，应行瓣膜成形而不是瓣膜置换手术。心脏乳头样弹性纤维瘤手术容易切除干净，很少复发，病死率极低，手术切除可治愈。

32. 横纹肌瘤治疗复杂，预后较差

横纹肌瘤的治疗非常复杂，因为肿瘤可能随着时间变化而自然退化，可能导致猝死，也可能伴发结节性硬化症使手术完全没有意义。横纹肌瘤能自然退化，体现在肿瘤体积和数量的自发减少。患儿低龄或肿瘤体积较小时完全退化的概率更大。因此，普遍认为仅在患儿出现严重的心脏血流动力学变化、心功能衰竭或难以纠正

的心律失常时才推荐手术治疗。手术切除肿块为主要的治疗方法，可取得良好预后，可有效解除心内梗阻并缓解大部分心律失常，完全切除与部分切除肿瘤对患儿预后无显著差异，部分切除后肿瘤仍有自行消退可能，横纹肌瘤部分切除后无复发。对有频发室性期前收缩或室性心动过速者应给予抗心律失常药物治疗，预激综合征合并反复发作阵发性室上性行动过速者，应给予药物治疗或行射频消融治疗。近年来有报道，使用雷帕霉素靶蛋白抑制剂——依维莫司治疗左心室巨大横纹肌瘤后肿瘤消退，为肿瘤巨大、症状明显而手术难度大的患儿提供了新的治疗可能。Kocabas 等对 1 例合并右室流出道梗阻、阵发性室性心动过速的多发横纹肌瘤患者给予依维莫司、胺碘酮治疗，肿瘤明显缩小，右室流出道压力明显下降，避免了手术。对无症状的患儿可每 1～2 年进行超声心动图和心电图随访。

横纹肌瘤有症状的患儿经常是多发的和弥漫的，无法进行手术治疗，尤其是伴发结节性硬化症患儿，即使是心脏横纹肌瘤能够退化，脑中的结节却不会退化，长期来看预后很差，外科手术不能提供有效的治疗。

33. 纤维瘤是儿童中第二常见的心脏良性肿瘤

纤维瘤是儿童中第二常见的心脏良性肿瘤，在 25% 以上的患儿中可能影响瓣膜功能，阻碍血流路径，或由于传导紊乱造成猝死。有症状的患儿进行手术治疗是理所应当的，可行完全切除，尤其是肿瘤局限，并且没有影响到瓣膜结构时能彻底切除，成功的完整切除可以治愈肿瘤。即使是这些患儿可以在术后存活很多年，部分性切除仍只是姑息手术；如果肿瘤所在部位无法进行切除或为弥漫性纤维瘤，可考虑进行心脏移植。经外科手术后，即使是不完全切除也能获得良好的短期和长期疗效。有争议的部分是在无症状的患者是否应该进行手术治疗。不手术治疗，患儿可能有致命性并发症出现的可能，但手术本身也存在风险，这种手术在婴儿中死亡率很高。因此部分医疗中心主张即使是肿瘤较大如果没有症状，仍可采用保守治疗，但必须有细致的随访，因为随着患儿生长发育可能还有需要手术治疗的可能。

原发性心脏恶性肿瘤的治疗

心脏恶性肿瘤多以肉瘤为主，按照组织类型对恶性肿瘤进行分类区别不明显；而按照解剖位置进行分类对治疗和预后影响较大。因此在治疗方面，我们将原发性心脏恶性肿瘤分为右心肉瘤、左心肉瘤和肺动脉肉瘤三个大类。下面将分别进行论述。

34. 右心肉瘤仍有可能完全切除

右心肉瘤如果不做手术预后很差，外科手术切除是唯一能够增加生存率的治疗方式。完全的外科手术切除因右侧心脏肉瘤严重浸润及合并高发病率的远处转移而变得非常复杂。当使用右心导管活检进行确切的组织学检查并做出肉瘤的诊断后，可以应用新型辅助化疗进行治疗。如果不是肉瘤，而是淋巴瘤或其他类型的肿瘤时，需要基于肿瘤类型制订多学科综合治疗方案。患者一般经过 4～6 个疗程的化疗，每个疗程后使用影像检查来评估肿瘤的反应，可评估患者是否能进行外科手术切除。通过这种处理规则在目前可以增加 33% 的显微镜下完全切除的概率。心包弥漫性受累、右心室受累或者累及大的动脉或静脉通常排除了外科切除的可能性。如果右心肉瘤有非常局限的转移性病灶，但在化疗时没有反应，或者是在治疗过程中出现新的转移的患者都不考虑手术治疗。有广泛转移的患者除非因严重症状而推荐进行姑息手术外不考虑手术治疗。切除方法包括切除三尖瓣、右冠状动脉和大约 30% 的右心室肌肉并且可以置换或者重建，在合理的风险范围内达到完全的切除。右侧心脏肉瘤局部切除失败的最主要原因是切除不完全，典型的是因为右侧冠状动脉受累而犹豫不能进行完全的切除。因此要求所有的患者在术前都要进行冠状动脉造影。

基于肿瘤的解剖范围和需要切除的边界，体外循环用的静脉插管需要计划性准备并且每个患者都要个体化。直接高位上腔静脉插管可以引流上半身血液，直接在隔水平进行下腔静脉插管通常能满足下部切除的手术显露需求，有时需要股静脉插管辅助显露右心更下端的结构。主动脉相对远离肿瘤，因此主动脉插管是标准操作。右心房可以完全切除，之后用牛心包重建；右侧心室壁可以简单地用牛心包部分取代；可置入人工三尖瓣来进行瓣膜置换。如果切除涉及上腔静脉或下腔静脉，可以沿血管长轴纵向使用自动钉合器用牛心包形成一个管道来代替部分静脉；如果切除涉及右肺动脉和右肺上静脉，可用人工血管代替切除的血管；当怀疑右冠状动脉受累时，手术开始前要游离右侧乳内动脉，术中切除右冠状动脉并行冠状动脉旁路移植术。右心房上腔静脉结合处到主动脉根部之间是一个非常危险的部位，过分积极地切除这个区域会损伤心脏的纤维骨架，而且此部位修复尤其困难。总体的切除原则是如果可以，要尽量避免不完全的切除导致肿瘤生长和疾病迅速复发。在我国这种切除，否则可能重建方法临床上应用并不多，绝大多数患者到医院就诊时已经丧失手术机会，仅能考虑行姑息性手术，对预后没有明显的影响。

35. 左心肉瘤可行原位自体心脏移植术

由于左心邻近的重要结构使完全切除和重建非常复杂，加上外科医师无法充分看清这些重要结构，使得肿瘤难以充分切除进而迅速的再生长。典型的左心房肿瘤可以经右心房-房间隔入路或房间沟入路，但对恶性肿瘤来说通常需要暴露更大及更充分的边缘切除。左心室肿瘤可以经二尖瓣、主动脉瓣入路或切开左心室，但都不能得到较好效果。曾有人提出通过同种异体原位心脏移植术来达到完全切除肿瘤的目的，但由于目前供体的短缺以及移植后生存时间并没有明显延长使得这种治疗方法并不可行。在这种情况下，有人提出将心脏切除，在体外将肿瘤切除后进行心脏重建和再植入心脏，这种方法即是原位自体心脏移植术。原位自体心脏移植术是 1985 年在治疗 1 例左心房巨大嗜铬细胞瘤患者的过程中首次引入心脏肿瘤的治疗。后来有医疗中心将这一技术成功地应用于左心房和左心室肉瘤。

原位自体心脏移植术和同种异体原位心脏移植术不同，心脏必须要以不损伤任何结构的方式在自体心脏移植时切除，切除后还可以被修复、置换和保留重要的心脏功能。另外，如果心脏只是简单的切除和再植入，工作组织的丢失也使再植入的过程变得比同种异体原位心脏移植更有挑战性。

计划切除心脏时，体外循环插管也要做相应的调整。主动脉插管可在较远的主动脉弓起始部；静脉插管必须在右心房交界处插入上腔静脉和下腔静脉，这需要更大地显露和游离上下腔静脉。开始体外循环后，广泛游离房间沟和其周围升主动脉及肺动脉，这样可以简化心脏的准确切除和再植入。首先在右房接口处切断上腔静脉，在右心房和下腔静脉接口处附近横断切断下腔静脉。对于每一处横断，注意剩余的组织边缘会较多的向静脉插管处收缩，因此要保留格外宽的边缘，否则腔静脉的再置入会异常困难。升主动脉离断在窦管结合处约1cm远处端；肺动脉和心室的离断在它们交界的近端；在右侧肺静脉前方，在左侧肺静脉与二尖瓣同样距离处分离左心房，完成左心房横断，保留左心耳。这样可完全切除心脏，之后将心脏放入有冰屑的盆中。检查左心房后壁，任何肿瘤要广泛切除，并使用牛心包进行重建，肺静脉可以使用在牛心包中单独切口方法重新植入，或者如果病理特征允许可以作为一个袖口存在，吻合到牛心包上。前方的左心房可以完全切除，包括二尖瓣，只保留二尖瓣环。牛心包重建心房从切开一个跟二尖瓣环匹配的切口开始，二尖瓣置换使用带垫片的2-0缝线将垫片放置在瓣环左心室侧开始缝合，贯穿瓣环并通过牛心包，之后再经过人工二尖瓣缝合环，当缝线打结时，新的房壁也缝到组织瓣环和人工瓣环上了，前面和后面的牛心包经修剪后缝合起来重建左房。再植入的过程与标准心脏移植过程类似，如果这些吻合口的任何一个张力较大，可以插入一段人工血管或心包制成的管道作为桥梁来成功修复缺损。左室肿瘤操作基本一致，有时会需要切除二尖瓣和部分室间隔，行人工二尖瓣置换、牛心包重建室间隔。这样的患者都进行生物瓣置换，不再考虑瓣膜退行性变的问题，因为几乎没有可能存活那样长的时间。这种手术方式需要能够熟练掌握心脏移植的心脏中心才有可能完成，即使是成功完成也只能延长生存时间，长期生存率不理想。

还有一种左心房肉瘤的手术方式也能取得相对良好的效果。1例相关手术报道：患者术前重度心力衰竭，急诊手术，术中发现肿瘤起源于右肺上静脉，几乎覆盖整个左心房内膜，手术将几乎所有的左心房内膜及中层都切除，仅保留左心房的外膜，并对肿瘤的附着点行冷冻消融术，病理证实为黏液纤维肉瘤，术后接受放射治疗，每三个月复查心脏彩超，患者存活1年以上无复发。这种心内膜及中层切除的手术方法相对容易，易于被更多医院掌握，比自体心脏移植容易开展。

36. 肺动脉肉瘤是术后效果最好的原发性心脏恶性肿瘤

肺动脉肉瘤倾向于起源在主动脉和肺动脉的背面刚刚离开肺动脉瓣的位置，倾向于沿动脉向远端生长，罕见有突破动脉壁生长，只是使动脉膨胀。这种特性在计划外科切除时非常重要，值得重点关注。

肺动脉肉瘤向远处延伸可达肺实质，它本身可以有栓塞、坏死和远处转移。外科手术切除是治疗肺动脉肉瘤患者的基本方法，并且是唯一显示可以增加生存率的方法。患者术前确定肺动脉内为恶性肿瘤后，如患者情况稳定，可先进行两个疗程的阿霉素/异环磷酰胺化疗，然后再进行彻底的外科手术切除；如患者情况不稳定，可直接进行彻底的外科手术切除。

切除后通常需要用同种肺动脉管合并或不合并人

造血管来置换肺动脉根部或者是肺动脉分支的一部分，甚至可能需要进行肺切除以便完整切除肿瘤。因为右侧主肺动脉的暴露需要游离主动脉可能还需要游离上腔静脉，因此体外循环插管部位是上腔静脉直接插管于上腔静脉，下腔静脉经右房常规下腔静脉插管，主动脉常规位置插管。因为这类肿瘤很少穿透肺动脉壁，所以可充分游离肺动脉。

在我们的经验中，主肺动脉总会被累及，30%肺动脉会同时受累。术中主肺动脉在分出左右肺动脉处切断。在一支肺动脉相对未受累而另一侧肺动脉受累严重甚至累及肺脏的病例中，可能需要进行肺切除术。对需要进行肺切除术的患者，肺静脉和主支气管在体外循环开始前要被离断，以避免肝素化后的出血。肺动脉分支和主肺动脉游离后，开始体外循环，切除累及的肺动脉。在这种病例中，切除血流量少的受累肺脏可以改善血流动力学，尤其是改善肿瘤切除后对侧肺动脉的血流动力学。可以用肺动脉瓣受累情况评估肺动脉干的状态，如果肺动脉瓣受累，整个肺动脉干必须被切除，使用肺动脉同种血管代替。切除整个肺动脉干和使用同种血管重建，游离和重建的技术与 Ross 手术的操作类似。如果切除右侧或左侧主肺动脉受限，同种血管的分支可以充分弥补。

当肿瘤延伸较远时，可以用 Gore-Tex 人造血管来连接远端的右肺动脉切除点和远端的左肺动脉切除点，之后再植入同种肺血管与人造血管相连接。尽管手术切除范围广泛，但脱离体外循环并不困难。外科手术可以缓解患者术前出现的严重肺动脉阻塞症状。

目前这种肺动脉肉瘤院内病死率很低，术后最长存活可达 100 个月。绝大多数患者使用辅助化疗，即使是可以看到有清楚的外科切除边界的患者中也是如此。彻底的肺动脉切除是安全的，并且与小范围切除或者是姑息切除比较可以延长生存时间。手术后化疗也可以延长生存时间。从术后生存状态来说，肺动脉肉瘤是术后效果最好的原发性心脏恶性肿瘤。

37. 原发性心脏恶性肿瘤的预后逐年改善

原发性心脏恶性肿瘤是一种发病率极低的疾病，关于肿瘤的预后只有在国外大型的医疗中心跨多个年代进行统计才能有比较详实的结果。一般认为恶性心脏肿瘤预后很差，即使是手术切除后进行化疗，患者生存率中位数＜1年。有跨度40年超过500例恶性肿瘤患者的回顾性分析显示，随访的中位时间为80个月，413例患者死亡。1年、3年、5年生存率分别是46%、22%、17%。生存率随时间分阶段明显增加，1973—1989年1年、3年、5年生存率分别为32%、17%、14%；2000—2011年1年、3年、5年生存率分别为50%、24%、19%，差异有统计学意义。儿科患者的预后要优于成人患者，1年、3年、5年生存率分别是71%、47%、47%和44%、21%、16%，差异有统计学意义。心脏肉瘤和间皮瘤是最致命的肿瘤类型，1年、3年、5年生存率分别是47%、16%、11%和51%、26%、23%，而淋巴瘤是59%、41%、34%，差异有统计学意义。生存率分析显示超过80%的患者在诊断后20个月内死亡。和心脏以外相似组织来源的肿瘤相比，心脏淋巴瘤和肉瘤发病年龄更小，生存率更低。总体来说，随着应用新方法（如心脏MRI）的诊断常规出现，诊断可早期完成，避免未能及时诊断延误病情，避免并发症出现。各种彻底切除手术方式的推进可提高术后生存率，加上新型辅助型化疗的应用可提高患者的长期存活时间。

心脏转移性肿瘤的治疗

38. 对于心脏转移性肿瘤，外科手术仅能缓解症状

理论上全身所有的恶性肿瘤都有转移到心脏的可能，心脏转移性肿瘤非常罕见有单发转移灶，基本上是多发转移。对多发性心脏转移病灶，外科手术并没有什么作用，仅限于缓解复发的心包积液或者偶发的心脏压塞。在大多数情况下，这类患者有广泛的转移性疾病，存活时间有限，外科治疗旨在以患者微小不适和短期住院的前提下缓解症状。最常使用的是经剑突下心

包切开术，如果需要可以在局麻下完成，可以明确缓解症状，复发率大约在 3%，病死率极低。还可以采用胸腔镜在左侧胸膜间隙处做一个大的心包开窗，这种方法可以在患者感到很少不适的情况下完成，但我们并不推荐这种方法，因为如果患者因大量心包积液引起血流动力学改变，在这个手术中因为麻醉和单肺通气等原因可使患者难以耐受。在经过全身详细检查确定只有心脏内单发转移灶时，可以考虑切除转移灶，只是这种情况极其罕见，可能很多医师终生也不会遇见。在我国，如发现恶性肿瘤转移至心脏，很多患者及其家属会决定放弃治疗。

39. 由下腔静脉延伸过来的右心房肿物需要多种外科联合治疗

腹腔和盆腔的肿瘤偶尔可经下腔静脉向头侧生长，到达右心房。膈下肿瘤最常见的是肾癌，也有肝脏、肾上腺和子宫肿瘤出现这个表现，甚至很多并不是恶性肿瘤，虽然是良性肿瘤却表现为恶性生长。这种肿瘤对放化疗没有反应，只能通过手术切除。在切除前应首先明确腹腔内原发灶能否切除，如原发灶不能彻底切除，仅切除右房内肿物是没有意义的。我们最早遇见这个类型的肿瘤是子宫平滑肌瘤病，经由子宫沿下腔静脉长入右心房，先是心脏外科医师胸骨正中开胸，建立体外循环，下腔静脉插管由股静脉插管来代替，经右心房切除右心房内肿物；接下来血管外科医师开腹，将下腔静脉腹腔段血管内的肿物切除；最后由妇科医师做子宫全切术并清除盆腔内血管中残余的瘤栓。术后患者恢复良好，随访 11 年无任何相关并发症也无复发。后来发现同样的腹腔内肿物可以先开腹，切除原发灶，阻断肿瘤的动脉供血后，肿瘤会逐渐变小，因此可以不用体外循环即能切除。这类型肿瘤虽然也算心脏转移性肿瘤，但预后很好，如果能彻底切除原发灶，没有肿瘤栓子残留，至少能延长 5 年生存时间，其生存率可达75%，很多良性肿瘤可以完全治愈。

参考文献

1. Aiello VD，de Campos FP.Cardiac Myxoma.Autops Case Rep，2016，6 (2)：5-7.

2. 李旭，马建强，杨绍军，等 . 心房粘液瘤 36 例临床分析 . 中国胸心血管外科临床杂志，2014，21 (4)：552-553.

3. 郭亚鹏，邝世晏，朱云，等. 心脏黏液瘤的诊断及手术治疗. 现代肿瘤医学. 2014，22（11）：2610-2612.

4. 刘洪端，李新，于风旭，等. 经右胸前外侧小切口左心房黏液瘤切除术的疗效分析. 中国胸心血管外科临床杂志，2015，22（1）：36-38.

5. 刘健，郭惠明，谢斌，等. 胸腔镜下与传统开胸左心房黏液瘤切除术的病例对照研究. 中国胸心血管外科临床杂志，2016，23（7）：671-674.

6.Chaudhuri AA，Simmons C Jr，Ellison D，et al.Atrial Myxoma Presenting as Myocardial Infarction Diagnosed by Echocardiography，Managed Endoscopically with Robot-Assisted Surgery.Cureus，2016，8（2）：484.

7.Schneider SR，Dell'Aquila A，Martens S，et al.Biatrial recurrence of two independently growing cardiac myxoma in a patient with multiple tumor disease.Thorac Cardiovasc Surg Rep，2014，3（1）：35-37.

8.Shah IK，Dearani JA，Daly RC，et al.Cardiac Myxomas：A 50-Year Experience With Resection and Analysis of Risk Factors for Recurrence.Ann Thorac Surg，2015，100（2）：495-500.

9.Tamin SS，Maleszewski JJ，Scott CG，et al.Prognostic and Bioepidemiologic Implications of Papillary Fibroelastomas.J Am Coll Cardiol，2015，65（22）：2420-2429.

10.Cianciulli TF，Soumoulou JB，Lax JA，et al.Papillary fibroelastoma：clinical and echocardiographic features and initial approach in 54 cases.Echocardiography, 2016, 33（12）: 1811-1817.

11.Kocaba A, Ekici F, Cetin I, et al.Cardiac rhabdomyomas associated with tuberous sclerosis complex in 11 children : presentation to outcome.Pediatr Hematol Oncol, 2013, 30（2）: 71-79.

12.Ünsal H1, Ekici E.Conservative management of a left ventricle cardiac fibroma in an asymptomatic child patient.Turk Kardiyol Dern Ars, 2015, 43（5）: 481-483.

13.Cooley DA, Reardon MJ, Frazier OH, et al.Human cardiac explantation and autotransplantation : application in a patient with a large cardiac pheochromocytoma.Tex Heart Inst J, 1985, 12（2）: 171-176.

14.Reardon MJ, Walkes JC, Defelice CA, et al.Cardiac autotransplantation for surgical resection of a primary malignant left ventricular tumor.Tex Heart Inst J, 2006, 33（4）: 495-497.

15.Ujihira K, Yamada A, Nishioka N, et al.A case report of primary cardiac myxofibrosarcoma presenting with severe congestive heart failure.J Cardiothorac Surg, 2016, 11（1）: 95.

16.Oliveira GH, Al-Kindi SG, Hoimes C, et al.Characteristics and Survival of Malignant Cardiac Tumors : A 40-Year Analysis of ＞ 500 Patients.Circulation, 2015, 132（25）: 2395-2402.

出版者后记
Postscript

1 年时间，365 个日夜，300 位权威专家对每本书每个细节的精雕细琢，终于我们怀着忐忑的心情迎来了《中国医学临床百家》丛书的出版。我们科学技术文献出版社自 1973 年成立即开始出版医学图书，40 余年来，医学图书的内容和出版形式都发生了很大变化，这些无一不与医学的发展和进步相关。

近几年，中国的临床医学有了很大的发展，在国际医学领域也开始崭露头角。以北京天坛医院牵头的 CHANCE 研究成果改写美国脑血管病二级预防指南为标志，中国一批临床专家的科研成果正在走向世界。但是，这些权威临床专家的科研成果多数首先发表在国外期刊上，之后才在国内期刊、会议中展现。如果出版专著，又为多人合著，专家个人的观点和成果精华被稀释。

为改变这种零落的展现方式，作为科技部所属的唯一一家出版机构，我们有责任为中国的临床医师提供一个系统展示临床研究成果的舞台。为此，我们策划出版了这套高端医学专著——《中国医学临床百家》丛书。"百家"既指临床各学科的权威专家，也取百家争鸣之义。

丛书中每一本书阐述一种疾病的最新研究成果及专家观点，按年度持续出版，强调医学知识的权威性和时效性，以期细致、连续、全面展示我国临床医学的发展历程。与其他医学专著相比，本丛书具有出版周期短、持续性强、主题突出、内容精练、阅读体验佳等特点。在图书出版的同时，同步通过万方数据库等互联网平台进入全国的医院，让各级临床医师和医学科研人员通过数据库检索到专家观点，并能迅速在临床实践中得以应用。

在与专家们沟通过程中，他们对丛书出版的高度认可给了我们坚定的信心。北京协和医院邱贵兴院士表示"这个项目是出版界的创新……项目持续开展下去，对促进中国临床学科的发展能起到很大作用"。北京大学第一医院霍勇教授认为"百家丛书很有意义"。复旦大学附属华山医院毛颖教授说"中国医学临床百家给了我们一个深度阐释和抒发观点的平台，我愿意将我的学术观点通过这个平台展示出来"。我们感谢这么多临床专家积极参与本丛书的写作，他们在深夜里的奋笔，感动着我们，鼓舞着我们，这是对本丛书的巨大支持，也是对我们出版工作的肯定，我们由衷地感谢！

在传统媒体与新兴媒体相融合的今天，打造好这套在互联网时代出版与传播的高端医学专著，为临床科研成果的快速转化服务，为中国临床医学的创新及临床医师诊疗水平的提升服务，我们一直在努力！

科学技术文献出版社

2016 年春